Aishwarya Shinde
Pallavi Nitnaware
Pallavi Chede

Atividade antifúngica da pervinca

Aishwarya Shinde
Pallavi Nitnaware
Pallavi Chede

Atividade antifúngica da pervinca

A Erva Mágica Vinca

ScienciaScripts

Imprint

Cover image: www.ingimage.com

This book is a translation from the original published under ISBN 978-620-8-01053-9.

Publisher:
Sciencia Scripts
is a trademark of
Dodo Books Indian Ocean Ltd. and OmniScriptum S.R.L publishing group

120 High Road, East Finchley, London, N2 9ED, United Kingdom
Str. Armeneasca 28/1, office 1, Chisinau MD-2012, Republic of Moldova, Europe
Printed at: see last page
ISBN: 978-620-8-05715-2

INTRODUÇÃO

Desde os primórdios da civilização humana, as plantas, os micróbios e os animais deram à humanidade uma vasta gama de substâncias químicas biologicamente activas que encontraram várias utilizações na manutenção da saúde e no tratamento de doenças. Inicialmente, os principais componentes dos medicamentos populares utilizados pelo homem antigo em várias partes do mundo eram plantas e outras fontes naturais. O sistema médico convencional nasceu como resultado destes factores. Depois de terem sido identificadas como medicamentos potentes através de testes químicos e farmacológicos, as plantas medicinais e aromáticas, bem como outros artigos naturais, foram aceites da medicina popular e dos sistemas tradicionais de medicina no sistema moderno de medicina. As plantas e os produtos vegetais desempenharam um papel significativo na farmacopeia durante as fases iniciais da criação da medicina moderna. No entanto, a utilização de plantas na medicina moderna diminuiu um pouco devido aos avanços significativos na química dos medicamentos sintéticos e dos antibióticos. A certa altura, poder-se-ia acreditar que, eventualmente, os químicos seriam capazes de sintetizar todos os componentes activos das plantas necessários à medicina moderna. Uma vez que a medicina moderna não foi capaz de encontrar uma solução para algumas doenças como o cancro, a SIDA, as doenças cardiovasculares, a artrite, etc., o futuro da humanidade depende em parte das plantas medicinais e aromáticas que florescem em várias regiões do mundo para as suas necessidades de cuidados de saúde.

Ao longo dos anos, foram descobertos compostos únicos na química dos produtos naturais por químicos orgânicos que trabalham com vários subprodutos metabólicos do mundo biológico. Uma vasta gama de substâncias biologicamente activas, incluindo terpenóides, esteróides, flavonóides, fenóis, quinóis, alcalóides e péptidos, foi posta à disposição do homem por plantas e micróbios. Estas substâncias têm uma variedade de utilizações no sector dos cuidados de saúde. Há muito tempo que as plantas são a fonte de todos os medicamentos de que o homem e os seus animais domesticados necessitam, para além de lhes fornecerem alimentos, vestuário e abrigo.

As plantas produziram corantes, fragrâncias, especiarias, venenos, cosméticos e uma série de medicamentos bem conhecidos, como o taxol, entre outros. Os alucinogénios, os alcalóides da cravagem do centeio e o taxol são apenas alguns dos produtos farmacêuticos de baixo volume e elevado valor que os micróbios são conhecidos por criar. As espécies de um grupo filogenético com acesso a estas substâncias químicas estão frequentemente limitadas a um pequeno número de espécies. Como resultado, são específicas da espécie e não estão diretamente relacionadas com os processos metabólicos vitais necessários para o crescimento da espécie em questão. Por outras palavras, estas substâncias são de origem "secundária" e distintas dos subprodutos metabólicos fundamentais que são necessários para a produção das numerosas macromoléculas envolvidas no crescimento normal. A diversidade dos metabolitos que ocorrem espontaneamente nos sistemas biológicos foi reconhecida pela primeira vez por Bu'lock em 1961.[1] Bu'lock cunhou o termo "metabolitos secundários" para descrever estas moléculas, uma vez que eram distintas e mais complexas do que as substâncias químicas envolvidas nas vias metabólicas básicas. As substâncias orgânicas conhecidas como metabolitos secundários desempenham um papel secundário no crescimento, desenvolvimento e reprodução regulares dos organismos. Têm estruturas extremamente complexas que resultam da interação de numerosos sistemas enzimáticos controlados por numerosos genes. Em contraste com os metabolitos primários, a ausência de metabolitos secundários não causa morte instantânea, mas sim um declínio a longo prazo na capacidade de sobrevivência do organismo ou no seu atrativo estético, ou por vezes nenhuma mudança discernível. Os seres humanos têm utilizado plantas com metabolitos secundários para curar doenças, infecções e outras condições desde os primórdios da civilização. Os produtos naturais só recentemente foram parcialmente substituídos por medicamentos sintéticos, muitos dos quais foram inspirados em estruturas vegetais (como o ácido salicílico para a aspirina). Uma vez que as plantas desenvolveram metabolitos secundários bioactivos que foram selecionados durante a evolução como um método contra várias doenças, a utilização de medicamentos vegetais para tratamento médico é viável. As plantas medicinais são utilizadas principalmente como extractos e medicamentos em bruto a nível mundial. No entanto, alguns dos compostos mais fortes e activos são agora extraídos de fungos endofíticos em resultado da identificação de microrganismos endofíticos. Uma vez que são utilizados como proteção contra predadores, parasitas e doenças, para a competição entre espécies e para ajudar os processos reprodutivos (agentes corantes, aromas sedutores, etc.), estes compostos têm normalmente um objetivo ecológico ou são importantes para o organismo. O taxol e outros compostos bioactivos foram extraídos de plantas, microrganismos, bactérias associadas a plantas e fungos endofíticos. Estes produtos químicos são medicamentos terapêuticos benéficos, de baixo volume e altamente valorizados para salvar vidas.

CAPÍTULO 1

METABOLITOS BIOACTIVOS DE PLANTAS

Desde a antiguidade, as propriedades curativas das plantas ou dos seus extractos têm sido utilizadas para tratar uma variedade de doenças, o que resultou no desenvolvimento de medicamentos úteis como analgésicos (morfina), antitússicos (codeína), anti-hipertensivos (reserpina), cardiotónicos (digoxina), antineoplásicos (vinblastina e taxol) e antimaláricos (quinina e artemisinina), entre outros. Para além dos medicamentos acima mencionados, as plantas também produzem cores, fragrâncias, especiarias, venenos, cosméticos e outros artigos. Pensa-se que existam no total mais de 500 000 compostos naturais produzidos pelas plantas 2. As células vegetais produzem dois tipos diferentes de metabolitos. Os hidratos de carbono, os lípidos e as proteínas são exemplos de metabolitos primários que estão diretamente envolvidos no metabolismo e no crescimento. Alcalóides, fenólicos, óleos essenciais, terpenos, esteróis, flavonóides, ligninas, taninos e outros metabolitos secundários são exemplos de metabolitos secundários que são considerados produtos do metabolismo primário e que normalmente não estão envolvidos na ação metabólica. Os produtos farmacêuticos, os aditivos alimentares, os perfumes e os insecticidas são principalmente derivados destes metabolitos secundários[3,4,5,6] . O taxol de espécies de Taxus, a vinblastina e a vincristina de Catharanthus roseus, o topotecano e o irinotecano de Camptotheca accuminata, e o etoposido e o teniposido de Podophyllum peltatum são sete medicamentos derivados de plantas atualmente utilizados em contextos clínicos para o tratamento de vários tipos de cancro[6] .

O teixo do Pacífico, Taxus brevifolia, foi a fonte do primeiro isolamento de paclitaxel (Taxol), um diterpenóide que se liga à tubulina. É utilizado no tratamento de vários tumores clássicos devido à sua capacidade de se ligar seletivamente à B-tubulina e à sua citotoxicidade em concentrações mais baixas.

O USDA aprovou a sua utilização clínica no cancro da mama e no cancro do ovário. A Comptotheca acuminate, uma planta medicinal exclusivamente chinesa, possui elevadas concentrações de substâncias anticancerígenas como o topotecano, o irinotecano e a camptotecina. Os rizomas e as raízes de Podophyllum peltatum são utilizados para fazer o medicamento mayapple, também conhecido como Padophyllum. Os rizomas das plantas contêm constituintes activos sob a forma de podofilina/podofilotoxina[8] , uma resina. O etoposido e o teniposido são dois dos principais constituintes da Podophyllum peltatum. Devido à presença de várias classes de substâncias químicas bioactivas, incluindo dipiranocumarinas anti-vírus da imunodeficiência humana (VIH), a planta lenhosa Calophyllum inophyllum é importante na medicina[9] .
Os teinófilos e a (+) calanolida isolada de Calophyllum inophyllum apresentaram uma forte atividade contra o VIH-1. O agente da malária Plasmodium, que tem pouca ou nenhuma toxicidade para os seres humanos, é eficaz contra estirpes sensíveis e resistentes a medicamentos quando é gerado como um endoperóxido por porções aéreas de Artemisia annua[10] . Ao inibir o crescimento e a replicação do vírus, o Phyllanthus amarus tem potencial para o tratamento da hepatite B[11] . Os hepatócitos em Phyllanthus amarus são protegidos da galactosamina e da citotoxicidade induzida pelo tetracloreto de carbono em ratos pela filantina e hipofilantina contidas na planta[12] . A linfatite, a parotidite e a estruma foram todas tratadas com folhas e sementes de Garcinia dulcis[13] . Uma das plantas mais importantes utilizadas pelos povos antigos de todo o mundo foi a papoila do ópio (Papaver somniferum). Existem mais de 20 alcalóides no ópio. A morfina, a codeína, a papaverina e a tebaína estão entre os principais alcalóides do ópio utilizados na medicina. Há mais de 400 anos, os egípcios utilizavam a cana-de-açúcar egípcia (Hyoscyamus muticus). Só recentemente foi incorporada na medicina moderna. As folhas e as pontas floridas da planta Hyoscyamus muticus são utilizadas para fazer o medicamento. É sobretudo utilizada como matéria-prima para a síntese de atropina, hioscina e hiosciamina. Encontram-se numerosos alcalóides tropanos nas folhas da árvore

de cortiça Duboisia myoporoides. A hioscina e a hiosciamina são os dois alcalóides principais. Existem também os alcalóides do tabaco, a nicotina e as nornicotinas. Existem relatos de mais de 500 alcalóides provenientes da Rauvolfia serpentina. A reserpina, a rescinnamina e a deserpidina[8] são os três alcalóides mais importantes desta planta que são utilizados na medicina. Há mais de 400 anos, o Panax quinquefolium (Ginseng) foi utilizado pela primeira vez na medicina chinesa. Existem inúmeros constituintes químicos no ginseng. No entanto, muitas saponinas conhecidas como ginsenósidos são responsáveis pela sua atividade. A diosgenina, uma sapogenina esteroidal, encontra-se nas raízes da planta Dioscorea. A diosgenina não é um medicamento em si, mas é uma matéria-prima vital na produção de medicamentos esteróides como os corticosteróides, as hormonas sexuais, os contraceptivos orais e os esteróides anabolizantes. Os senósidos A e B, que são importantes glicosídeos de antraquinona e são utilizados na medicina, encontram-se nas folhas e nas vagens da senna (Cassia angustifolia). A casca da semente de psílio (Plantago ovata) contém mucilagem coloidal constituída principalmente por xilose, arabinose, ácido galacturónico com ranose e galactose. Entre 4 000 e 10 000 espécies de plantas medicinais estão em risco devido à utilização excessiva de plantas, em especial das suas raízes, tubérculos e cascas, quando utilizadas para fins comerciais, especialmente medicamentos[14] . As empresas farmacêuticas estão interessadas em obter medicamentos à base de plantas a partir de uma fonte microbiológica, a fim de ultrapassar as restrições ambientais, bem como os obstáculos políticos e geográficos. Por conseguinte, de um ponto de vista prático, a utilização da fermentação microbiana para criar medicamentos ou compostos bioactivos tem uma série de vantagens.

INFORMAÇÕES SOBRE OS ALCALÓIDES DA VINCA

A produtividade da vinblastina e da vincristina é muito baixa nas plantas (0,001-0,0003%), o que resulta no seu preço extraordinariamente elevado. A vinblastina é um alcaloide indol dimérico e é formada pelo acoplamento da vindolina e da catarantina catalisado pela peroxidase de rábano[103] . O rendimento dos produtos de acoplamento (15' 20'- anidro vinblastina) foi registado como muito baixo (0,9%). A vinblastina é convertida em vincristina através da oxidação do seu grupo metilo. A maioria das enzimas-chave da via biossintética dos alcalóides indólicos foi isolada de plântulas e/ou culturas de suspensão celular de C. roseus[104] . As culturas celulares não produzem alcalóides indólicos diméricos e monoméricos, mas a catarantina é produzida em quantidades consideráveis. A vincristina, a vinblastina e a vindolina foram registadas apenas em culturas de rebentos e tecidos diferenciados, mas não em raízes [105,106] . Recentemente, foram desenvolvidas linhas celulares estáveis, de elevada produção e tolerantes ao sal da planta C. roseus para obter a produção industrial dos alcalóides. O baixo rendimento destes fármacos em culturas celulares é uma das principais limitações, tendo sido tentadas muitas estratégias para melhorar a produção de alcalóides indólicos em culturas celulares de C.roseus. Em particular, o melhoramento da produção de catarantina em culturas de células de C. roseus é de grande interesse para farmacologistas e químicos, porque a catarantina e a vindolina podem ser acopladas para formar vinblastina em alto rendimento, e a vindolina é abundante em plantas[107] . Os elicitores também podem modular a produção destes alcalóides, tal como referido por Moreno et al. em 1981[108] . Os baixos teores de vinblastina e vincristina nas plantas também incentivaram uma intensa investigação de métodos de produção alternativos que envolvem engenharia metabólica [105,109] , semi-síntese[110] ou mesmo síntese química total [111,112] . A síntese total revelou-se difícil devido à complexidade estrutural das moléculas e às etapas de reação complicadas que envolvem restrições estereoquímicas. Foram desenvolvidos vários procedimentos semi-sintéticos para estes alcalóides com base na síntese química [113,114] ou no acoplamento enzimático[115] da catarantina e da vindolina disponíveis no mercado. Como meio de semi-síntese mais simples e economicamente viável da vinblastina e da vincristina, foi proposta uma síntese fotoquímica de um pote. Os procedimentos sintéticos e o mecanismo de reação actuais baseiam-se parcialmente na abordagem descrita em pormenor no método fotoquímico. A produção de alcalóides da vinca em culturas de células vegetais não conduziu a uma melhoria significativa e hoje em dia é aceite que as abordagens biotecnológicas na cultura de células vegetais podem não fornecer uma solução imediata para este problema.

Aplicações em farmacologia Vincristina

Os estudos farmacocinéticos da vincristina são limitados pela falta de ensaios sensíveis para medir as concentrações plasmáticas da vincristina. A depuração plasmática é rápida devido à extensa ligação aos tecidos e ao grande volume de distribuição. Pensa-se que a vincristina tem uma farmacocinética tri-exponencial com uma distribuição rápida após a injeção em bolus, uma distribuição em fase β de 50-155 min e uma semi-vida de eliminação de aproximadamente 85 h[116-120] . As crianças parecem ter uma depuração plasmática mais elevada do que os adultos. A vincristina é metabolizada no fígado pelo citocromo P450 3A e os fármacos administrados concomitantemente podem inibir competitivamente ou induzir a depuração da vincristina pelo citocromo P450 3A[121,122] . A vincristina acumula-se em muitos tecidos, como o pulmão, fígado, rim, medula óssea, mucosa intestinal, pâncreas e baço. É largamente excluída do cérebro, dos olhos e do tecido adiposo[123] . A vincristina é excretada como fármaco inalterado ou como metabolito na bílis e nas fezes[124] . A vincristina tem pouca excreção renal. A relação entre a farmacocinética plasmática e os efeitos antitumorais da vincristina não está totalmente definida. A vincristina é normalmente administrada como perfusão intravenosa em bolus a 1,4 mg/m^2 em adultos (dose máxima de 2 mg) e a 1,5-2,0 mg/m^2 em crianças (dose máxima de 2,0-2,5 mg). A vincristina pode ser administrada até uma vez por semana, no entanto, o esquema de dosagem varia consoante a malignidade, a resposta e outros medicamentos administrados concomitantemente. A neurotoxicidade é a toxicidade que limita a dose e as tentativas de utilizar a infusão contínua em vez da injeção em bolus para reduzir a neurotoxicidade foram inconclusivas [125,126]. A dose de vincristina é reduzida em caso de disfunção hepática grave ou de neurotoxicidade grave. Normalmente, os doentes recebem 50% da dose planeada para a hiperbilirrubinemia moderada e 25% para a hiperbilirrubinemia grave[127].

Vinblastina

Os estudos farmacocinéticos de doentes tratados com uma injeção em bolus de vinblastina são consistentes com um modelo farmacocinético triexponencial, semelhante ao da vincristina. A vinblastina é rapidamente distribuída do plasma para os tecidos, principalmente para os pulmões, fígado, baço e rins. A semi-vida de eliminação da vinblastina é de aproximadamente 29 horas, permanecendo muito pouco fármaco no organismo às 48 horas [128,129]. Tal como os outros alcalóides da vinca, a vinblastina é metabolizada pela enzima hepática citocromo P450 3A. Esta via pode estar comprometida em doentes com disfunção hepática e pode ser afetada por outros medicamentos, que induzem ou inibem a atividade do citocromo P450 3A. A vinblastina é largamente excretada na bílis e nas fezes, com pouca excreção renal[129]. A dose de vinblastina em crianças e adultos é tipicamente de 6 mg/m^2, com modificações para disfunção hepática e tolerância hematológica.

Efeitos secundários

Vincristina

A neurotoxicidade é o efeito secundário limitador da dose da vincristina. A neuropatia induzida pela vincristina é uma toxicidade cumulativa; no entanto, alguns sintomas desenvolvem-se nas primeiras semanas de tratamento. Os sinais e sintomas neurotóxicos iniciais incluem deficiência sensorial simétrica e parestesias. Mais tarde, os doentes podem ter perda de reflexos tendinosos profundos, desenvolver anomalias motoras grosseiras, como a queda do pé ou do pulso, ou sofrer uma diminuição das capacidades motoras finas, como a escrita. A polineuropatia autonómica é observada em alguns doentes, manifestando-se por obstipação, ileus paralítico, disfunção da bexiga e impotência. Muitos dos sintomas desaparecem no prazo de semanas a meses após a interrupção da terapêutica, embora tenha sido documentada neurotoxicidade residual [125,126] . A gravidade da neurotoxicidade pode ser influenciada pela dose e pela frequência de administração. As doses de vincristina são normalmente limitadas a 2 mg ou 2,5 mg devido à preocupação de que a neurotoxicidade autonómica seja mais afetada pelo tamanho de uma dose única do que pela dose cumulativa [126,130, 131] . A neurotoxicidade induzida pela vincristina é maior nos bebés e nos idosos e pode estar relacionada com o cálculo da dose. Foi também demonstrada uma correlação entre a neurotoxicidade e a doença hepática obstrutiva, que resulta numa diminuição da excreção biliar da vincristina[131] .

A administração concomitante de radioterapia ou de agentes quimioterapêuticos, como a L- aspariginase, pode também agravar a neurotoxicidade associada à vincristina[132] . De notar que foi notificada toxicidade grave do sistema nervoso central em doentes a quem foram administradas doses elevadas ou que têm uma barreira hemato-encefálica perturbada. A administração intratecal de vincristina é quase sempre fatal, pelo que deve ser cuidadosamente evitada[133] . Para além da neurotoxicidade, os doentes apresentam neutropenia e anemia ligeiras após a administração de vincristina. Esta situação é facilmente reversível e, normalmente, não resulta num atraso do tratamento[134] . O desenvolvimento de alopécia e erupção cutânea após a vincristina é variável, dependendo da dose e da duração do tratamento. Os efeitos secundários gastrointestinais comuns incluem obstipação, cólicas abdominais, náuseas e vómitos. Os doentes podem também queixar-se de sintomas urinários secundários a poliúria, disúria ou retenção da bexiga[135] .

Vinblastina

A mielossupressão é a toxicidade limitante da dose de vinblastina. A neutropenia é a manifestação mais comum da mielossupressão, sendo a anemia e a trombocitopenia menos frequentes. A neutropenia ocorre cerca de 4-10 dias após a administração do fármaco, e as contagens recuperam normalmente no prazo de 7-21 dias após a administração. A neurotoxicidade é menos frequente com a vinblastina do que com a vincristina e ocorre geralmente após administração prolongada ou em regimes combinados [136,137] . Os doentes podem queixar-se de efeitos secundários gastrointestinais, como mucosite e estomatite; podem ocorrer náuseas e vómitos, mas são menos frequentes. Observa-se uma ligeira alopécia, que é reversível. Há relatos de casos de hipertensão aguda e edema pulmonar, mas estes são efeitos secundários pouco frequentes da vinblastina. A planta medicinal Catharanthus roseus contém um grande número de alcalóides indólicos terpenóides (AIT) com mais de 70 compostos isolados e identificados. É uma das plantas medicinais mais extensivamente investigadas, principalmente devido à presença de dois dos mais importantes agentes antitumorais utilizados em medicina, os alcalóides bis-indólicos vinblastina e vincristina. Sabe-se que a biossíntese da vinblastina em plantas de C. roseus começa com o aminoácido triptofano e o monoterpenóide geraniol, e requer o envolvimento de pelo menos 35 intermediários, 30 enzimas, 30 genes biossintéticos e 2 reguladores, bem como 7 compartimentos intra e intercelulares [138,139]. A planta acumula estes metabolitos apenas com baixos rendimentos. Assim, existe uma grande procura destes alcalóides anticancerígenos. Uma tonelada de folhas de Catharanthus roseus produz 50 gramas de sulfato de vincristina em forma bruta. Após uma purificação posterior, obtêm-se 40 gramas de vincristina.

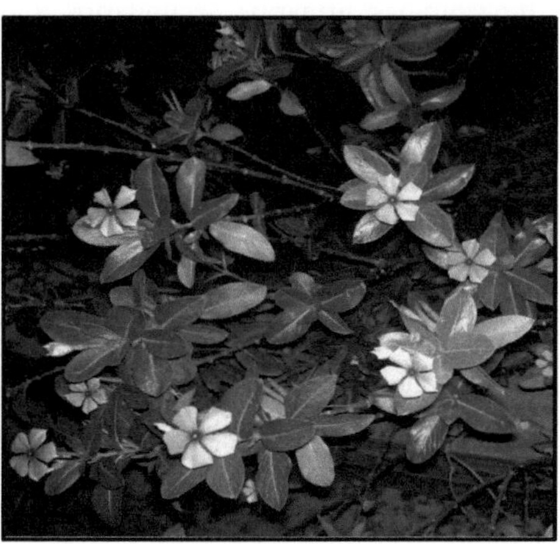

Catharanthus roseus Linn. G.Don

VINCRISTINA

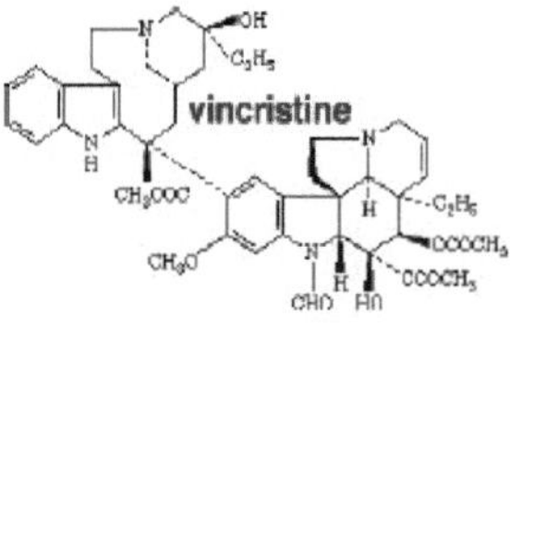

Chemical Data	
Formula	$C_{46}H_{56}N_4O_{10}$
Mol. mass	824.958 g/mol
Pharmacokinetic data	
Protein binding	~75%
Metabolism	Hepatic
Half life	19 to 155 hours
Excretion	Mostly biliary, 10% in urine

HISTÓRIA

Utilizado como remédio popular desde há séculos, estudos realizados nos anos 50 revelaram que o C. roseus continha mais de 200 alcalóides, muitos dos quais biologicamente activos. Embora os primeiros estudos sobre a sua utilização na diabetes mellitus tenham sido decepcionantes, a descoberta de que causava mielossupressão (diminuição da atividade da medula óssea) levou ao seu estudo em ratos com leucemia, cujo tempo de vida foi prolongado pela utilização de uma preparação de vinca. O tratamento da planta moída com o agente de desengorduramento Skelly-B e com um extrato ácido de benzeno deu origem a uma fração denominada "fração A". Esta fração foi posteriormente tratada com óxido de alumínio, cromatografia, triclorometano, benz-diclorometano e separação por pH para produzir vincristina. A vincristina foi aprovada pela Food and Drug Administration (FDA) dos Estados Unidos em julho de 1963 como Oncovin. O medicamento foi inicialmente descoberto por uma equipa liderada pelo Dr. J.G. Armstrong; foi depois comercializado pela Eli Lilly and Company.

Biossíntese dos alcalóides da vinca

Os vários alcalóides de Catharanthus pertencem à classe dos alcalóides indol terpenóides, ou seja, são constituídos por duas moléculas derivadas de duas vias metabólicas distintas: a via do mevalonato, que dá a molécula não triptofânica, e a via do ácido chiquímico, que dá a molécula triptofânica, obtida a partir do triptofano. A estrutura complexa destes alcalóides contém geralmente dois átomos de azoto; um é o azoto do indol (na fração derivada do triptofano) e o segundo encontra-se geralmente a dois carbonos da posição beta do anel do indol. A fração não triptofânica é derivada do ácido mevalónico e, no caso destes alcalóides, é um contributo C10-geraniol (monoterpenóide). Esta porção, com rearranjos adequados, leva à formação de três tipos de alcalóides: i) alcalóides do tipo Coryanthe; ii) alcalóides do tipo Iboga; iii) alcalóides do tipo Aspidosperma. Pensa-se que a fração monoterpenóide do tipo coryanthe é a mais primitiva do ponto de vista metabólico. A forma reactiva do terpeno envolve um grupo aldeído. A perda de um átomo de carbono durante a biogénese, para dar a unidade C9, é muito comum. O geraniol, através de uma série de conversões, forma a loganina e depois a secologanina (um glucósido monoterpenóide). Um intermediário fundamental na biogénese dos alcalóides indólicos monoterpenos é a 3 alfa (S)-estrictosidina, formada pela condensação enzimática da triptamina e da secologanina. A enzima estrictosidina sintase é responsável por esta importante reação. A estrictosidina leva depois à formação de catenamina (um alcaloide do tipo coriantina); a enzima envolvida é a catenamina sintase. A catenamina dá ainda origem à ajmalicina (enzima ajmalicina sintase) e à serpentina. Tanto a ajmalicina como a serpentina são também alcalóides do tipo coriantina. A catenamina, através de uma série de reacções, leva também à formação de catarantina (tipo iboga) e vindolina (tipo aspidosperma). A catarantina e a vindolina são alcalóides indólicos monoméricos e encontram-se livres na planta. A 3',4'-Anidrovinblastina é um intermediário fundamental n o acoplamento da catarantina e da vindolina e as enzimas envolvidas são as peroxidases. É posteriormente convertida em vinblastina e a vinblastina, após oxidação, dá origem à vincristina [140,141] .

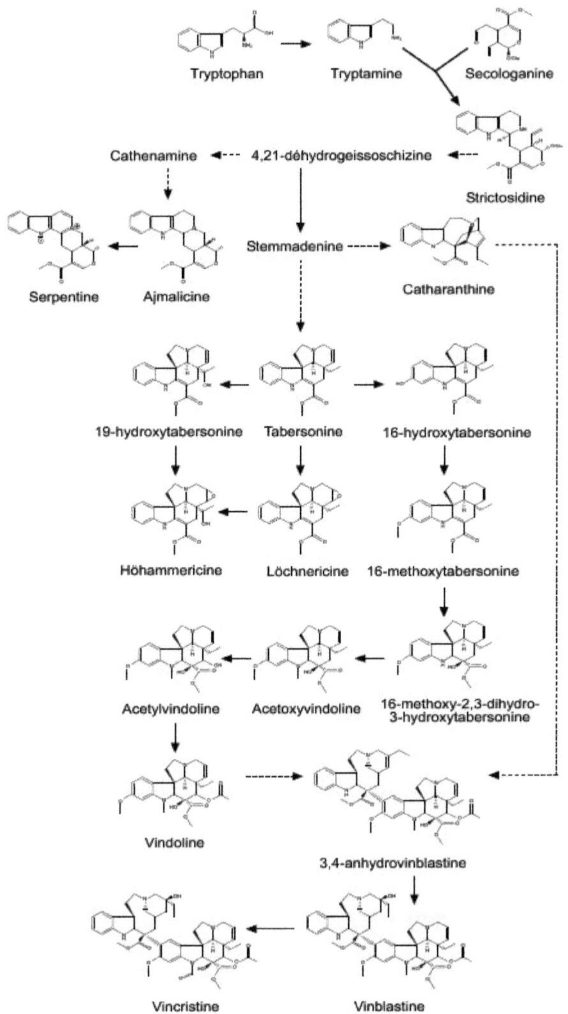
Tryptophan
Tryptamine
Secologanine
Strictosidine
Cathenamine
4,21-déhydrogeissoschizine
Serpentine
Ajmalicine
Stemmadenine
Catharanthine
19-hydroxytabersonine
Tabersonine
16-hydroxytabersonine
Höhammericine
Löchnericine
16-methoxytabersonine
Acetylvindoline
Acetoxyvindoline
16-methoxy-2,3-dihydro-3-hydroxytabersonine
Vindoline
3,4-anhydrovinblastine
Vincristine
Vinblastine

Espectroscopia de massa

A razão pela qual a espetrometria de massa é chamada um método de espetrometria e não um método de espetroscopia é porque se trata de uma técnica analítica em que o padrão de fragmentação é utilizado para analisar a molécula, em vez de uma medição direta da interação da molécula com a radiação electromagnética.

Existem seis tipos gerais de analisadores de massa que podem ser utilizados para a separação de iões numa espetrometria de massa.

- Analisador de massa quadrupolo.
- Analisador de massa por tempo de voo.
- Analisador de massa de sector magnético.
- Analisador Eletrostático de Massa Sectorial.
- Analisadores de massa de armadilha iónica quadrupolar.
- Ressonância de Ciclotrões de Iões.

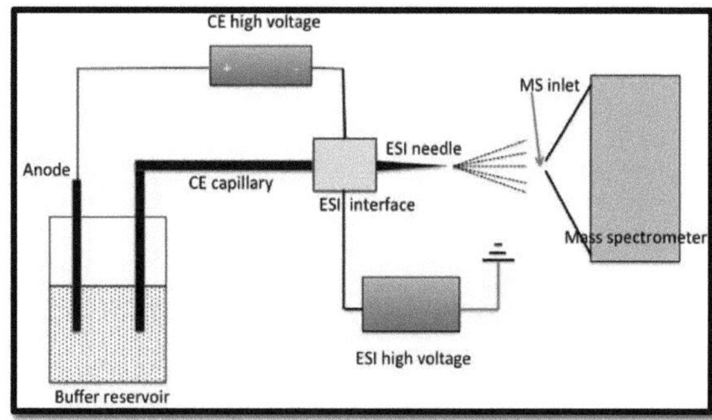

CAPÍTULO 2
REVISÃO DA LITERATURA

Caraterística

1. Maryam Modi, Ruseago 2013: Os alcalóides da vinca são um subconjunto de medicamentos obtidos a partir da planta da pervinca de Madagáscar. São extraídos naturalmente da planta da pervinca-rosa, Catharanthus roseus G. Don, e têm efeitos hipoglicémicos e citotóxicos. Têm sido utilizadas para tratar a diabetes, a hipertensão arterial e têm sido utilizadas como desinfectantes.

2. Eric Rowinsky, MD et al.2003 : Os alcalóides da Vinca são bases azotadas naturais ou semi-sintéticas extraídas da planta Catharanthus roseus G. Don. As primeiras utilizações medicinais desta planta levaram à pesquisa destes compostos para a sua atividade hipoglicémica, que era pouco importante em comparação com os seus efeitos citotóxicos. Nos primeiros estudos em roedores, os alcalóides da Vinca produziram mielossupressão e aumentaram a sobrevivência dos animais portadores de uma leucemia linfocítica transplantável, o que reorientou o desenvolvimento destes agentes

3. Shagufta Naz, Rukhama Huq et al.2015: A atividade antimicrobiana da Vinca rosea foi sp.) e estirpes fúngicas (Asprgillus niger, Alternaria solani e Rhizopus oryzae) utilizando o método de difusão em ágar.

4. Morton et al. 1977: O látex fresco é acre e pode causar uma inflamação ocular grave. Pode provocar irritação e bolhas se for deixado em contacto com a pele. Os colhedores de papaia devem usar luvas e aventais ou fatos-macaco para evitar dermatites, o látex digere o tecido e provoca feridas. Internamente, é um irritante gástrico grave e tem sido empregue em envenenamentos maliciosos. Algumas pessoas têm uma alergia aguda a partes da planta da papaia, como o seu fruto-pólen e o látex. As pessoas particularmente sensíveis reagem à carne amaciada pela administração de papaína, sob qualquer forma ou modo, como medicamento. Os farmacêuticos podem sofrer de rinite, asma e outras reacções alérgicas devido à manipulação de preparações de papaína (Morton, 1977).

5. F Orosz, B Comin, B Raïs, J Puigjaner 1999 Um novo composto bis-indol anti-tumoral semi-sintético, KAR-2 [3′-(β-cloroetil)-2′,4′-dioxo-3,5′-spiro-oxazolidino-4-deacetoxivinblastina] com menor toxicidade do que os alcalóides da vinca utilizados na quimioterapia liga-se à calmodulina mas, ao contrário da vinblastina, não apresenta atividade anti-calmodulina. Para investigar se a modesta modificação química da estrutura do bis-indol é responsável pela falta de potência anticalmodulina e pelos diferentes efeitos farmacológicos, foram sintetizados novos derivados para estudos comparativos. A síntese dos derivados de KAR é apresentada. Os estudos comparativos mostraram que o anel espiro-oxazolidino e a substituição de um grupo formilo por um grupo metilo foram responsáveis pela falta de atividade anti-calmodulina. Os novos derivados, à semelhança dos compostos mãe, inibiram a montagem da tubulina em testes de polimerização in vitro, no entanto o seu efeito inibitório foi altamente dependente do estado de organização dos microtúbulos; os microtúbulos agrupados pareceram ser resistentes aos fármacos. As actividades citotóxicas máximas dos derivados de KAR em ratinhos in vivo que hospedam células de leucemia P388 ou células de tumor de ascite de Ehrlich pareceram semelhantes às da vinblastina ou da vincristina, no entanto, o prolongamento significativo do tempo de vida só pôde ser alcançado com os derivados de KAR após a administração de uma dose única. Estes estudos, bem como os dados obtidos utilizando uma linha celular de neuroblastoma humano em cultura, mostraram que os compostos KAR apresentavam as suas actividades citotóxicas a concentrações significativamente mais elevadas do que os compostos-mãe, embora as suas actividades antimicrotubulares fossem semelhantes in vitro.

6. Shokoh Parhm et. Al 2020, A utilização de nanosilver envolve um mecanismo mediado por ROS que pode levar a cancro, citotoxicidade e doenças cardíacas relacionadas com o stress oxidativo. O stress oxidativo conduz ainda a um aumento da produção de ROS e também atrasa os processos celulares envolvidos na cicatrização de feridas. Por conseguinte, os antibióticos existentes podem ser substituídos por biomateriais, como os medicamentos à base de plantas, com elevada atividade antimicrobiana, antiviral e antioxidante. Este artigo de revisão destaca as propriedades antibacterianas, antivirais e de eliminação de radicais (antioxidantes) dos materiais à base de plantas. É discutida a atividade antimicrobiana, a capacidade de eliminação de radicais, o potencial para agentes antimicrobianos, antivirais e anticancerígenos e a eficácia na eliminação de bactérias e vírus e na eliminação de radicais livres em materiais à base de plantas. Os agentes antimicrobianos à base de plantas apresentados nesta revisão incluem cravinho, portulaca, tribulus, eryngium, canela, curcuma, gengibre, tomilho, poejo, hortelã, funcho, camomila, bardana, eucalipto, prímula, erva-cidreira, malva e alho, que são todos resumidos.

7. Faraja d Gonelimali et.al 2018,Este trabalho tem como objetivo avaliar o potencial antimicrobiano dos extractos etanólicos e aquosos de rosela (Hibiscus sabdariffa), alecrim (Rosmarinus officinalis), cravinho (Syzygium aromaticum) e tomilho (Thymus vulgaris) em alguns agentes patogénicos alimentares e microrganismos de deterioração. O método de difusão em ágar foi utilizado para determinar as actividades antimicrobianas e as concentrações inibitórias mínimas (CIM) de diferentes extractos de plantas contra bactérias Gram-positivas (Bacillus cereus, Staphylococcus aureus), bactérias Gram-negativas (Escherichia coli, Salmonella enteritidis, Vibrio parahaemolyticus e Pseudomonas aeruginosa) e um fungo (Candida albicans). Os extractos exibiram actividades antibacterianas e antifúngicas contra os microrganismos testados. O extrato etanólico de rosela mostrou uma atividade antibacteriana significativa ($P < 0,05$) contra todas as estirpes bacterianas testadas, enquanto não foi observado qualquer efeito inibitório sobre a Candida albicans (CA). Apenas os extractos etanólicos de cravinho e tomilho apresentaram efeitos antifúngicos contra a CA com zonas de inibição que variaram entre 25,2 ± 1,4 e 15,8 ± 1,2 mm, respetivamente. Bacillus cereus (BC) parece ser a estirpe mais sensível ao extrato aquoso de cravinho com uma CIM de 0,315%. Para melhorar a nossa compreensão do mecanismo de atividade antimicrobiana dos extractos de plantas, as alterações no pH interno (pH_{int}) e o potencial de membrana foram medidos em células de Staphylococcus aureus (SA) e Escherichia coli (EC) após exposição aos extractos de plantas. Os resultados indicaram que os extractos de plantas afectaram significativamente a membrana celular de bactérias Gram-positivas e Gram-negativas, como demonstrado pelo declínio do pH_{int} , bem como pela hiperpolarização da membrana celular

8. Angelin jebamalar jayaraj et al 2019, Os fitoquímicos foram extraídos de várias partes das plantas utilizando vários solventes acetato de etilo (ETOAC), etanol (ETOH) e dimetilsulfóxido (DMSO). Estes fitoquímicos contêm alcalóides, terpenóides, taninos, flavonóides, aminoácidos, saponinas, ácidos aromáticos, compostos fenólicos, triterpenóides, xantoproteínas, FILOBATININAS, hidratos de carbono, açúcares redutores e proteínas; e foram separados pelos métodos padrão. Além disso, as actividades antimicrobianas da separação metanólica foram determinadas por diferentes espécies de bactérias e fungos. O método de difusão em ágar foi utilizado para a atividade antimicrobiana e também analisou a zona de inibição.

CAPÍTULO 3

FINALIDADE E OBJECTIVOS

A análise fitoquímica destina-se a rastrear, identificar, extrair e isolar os fitoconstituintes para avaliar o potencial terapêutico da planta e desenvolver padrões fitoquímicos para material de plantas medicinais para fins de controlo de qualidade. As plantas medicinais são uma fonte rica de novos fármacos que constituem os ingredientes dos sistemas tradicionais de medicina, medicamentos modernos, nutracêuticos, suplementos alimentares, medicamentos populares, intermediários farmacêuticos, produtos bioactivos. Esta impressão digital é efectuada por análise qualitativa e pode também ser validada por ensaio quantitativo. A caraterização também tem sido utilizada para analisar e quantificar fármacos e metabolitos de plantas contidos em amostras biológicas. Para explicar o princípio básico da extração, o isolamento discute exaustivamente a aplicação da tecnologia neste domínio. Discutir e processar a atividade antimicrobiana de medicamentos à base de plantas

Os objectivos do presente estudo foram:

1. Efetuar a padronização morfológica, microscópica e físico-química das folhas de Vinca.
2. Isolar os fitoconstituintes dos extractos activos das folhas da pervinca e caracterizá-los melhor

3 Detetar drogas e os seus principais metabolitos in vivo.

4 Fornecer sensibilidade, especificidade e informação estrutural molecular suficientemente elevadas para o ensaio qualitativo de medicamentos à base de plantas e metabolitos.

5 Isolar os fitoconstituintes dos extractos activos das folhas de Vinca e caracterizá-los melhor

6. Para realizar a atividade antimicrobiana dos alcalóides da Vinca

CAPÍTULO 4

MATERIAL E MÉTODO

Material vegetal e autenticação

A Vinca é um género de plantas com flores da família Apocynaceae, denominada Pervinca, com o género Catharanthus, que foi colhida na região sul de Maharashtra e é sobretudo cultivada na Europa e na região noroeste de África. As folhas maduras de Catharanthus foram cuidadosamente lavadas com água destilada para remover o pó. O pecíolo e as nervuras foram retirados. A porção restante foi seca à sombra durante um dia, seguida de secagem completa numa estufa a 38 C, moída com um almofariz e pilão durante 10-15 min e o pó foi preservado. O material vegetal foi recolhido no Jardim Botânico da Universidade de Puna em junho de 2022.

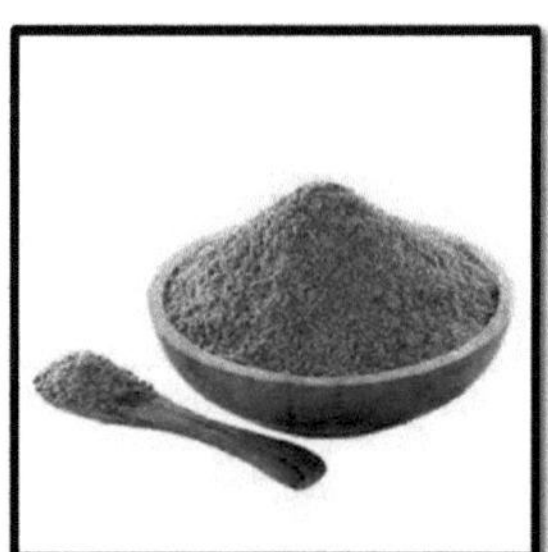

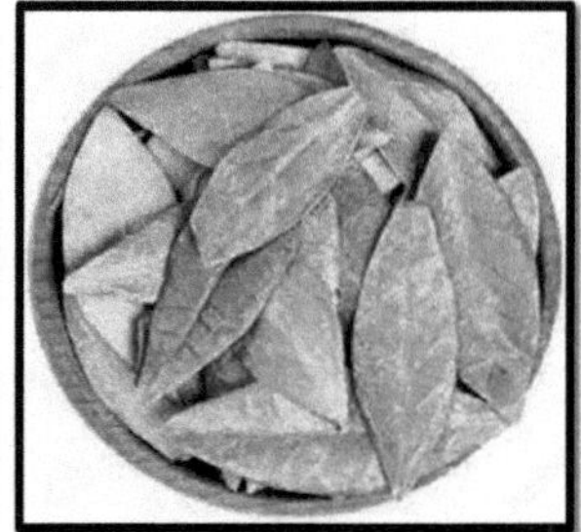

Extração da folha de Catharanthus

Procedimento de extração Preparação do extrato de folhas

As folhas jovens, saudáveis e frescas da Vinca foram recolhidas no Jardim Botânico da Universidade de Puna, Maharashtra, Índia, em junho de 2022. O extrato de folhas foi preparado com ligeiras modificações. As folhas foram lavadas com água da torneira e depois com água duplamente destilada e secas à temperatura ambiente durante 15 dias. 20 g de folhas secas foram moídas até se tornarem pó utilizando um moinho misturador. 20 g de folhas secas em pó foram embebidas em clorofórmio para extração num agitador rotativo durante 3-5 dias. As folhas secas de Catharanthus L. foram moídas num moinho de batedura cruzada equipado com um peneiro de 1 mm. As folhas foram extraídas e o extrato dividido em fracções utilizando métodos ligeiramente modificados, como se segue: 500 g de amostra em pó, de cor castanha escura e textura lisa, foram extraídos com 1,5 l de éter de petróleo utilizando um extrator Soxhlet durante 6 horas. O extrato de éter de petróleo obtido foi rejeitado. O bagaço foi novamente extraído com 1,5 l de metanol aquoso (1:3 v/v), utilizando o extrator de Soxhlet, durante mais seis horas. O extrato metanólico obtido foi em seguida evaporado até à secura, utilizando um evaporador rotativo de vácuo

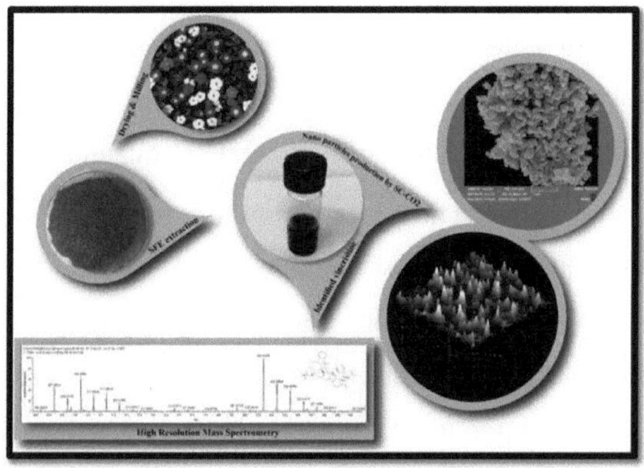

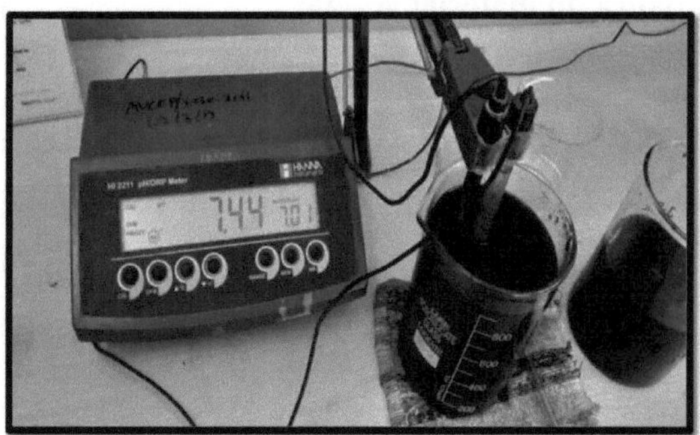

Análise por cromatografia em camada fina (TLC)

A análise por Cromatografia em Camada Fina dos extractos metanólicos das folhas de C. roseus revelou a presença de compostos activos que foram visualizados em diferentes frequências de comprimentos de onda (luzes UV e Visível). O metanol e o clorofórmio (sistemas de solventes) são solventes polares e não polares, respetivamente, e foram utilizados para a identificação de estirpes nas diferentes combinações com base na polaridade do composto e a sua proporção, o número de bandas obtidas e o valor do fator de retenção (Rf) são apresentados na tabela 2 seguinte. A partir dos resultados, observou-se que o extrato do sistema solvente das folhas apresentou mais de duas bandas. Observou-se uma pigmentação de cor azul e azul clara nos extractos de folhas (Fig. 2) que pode ser devida à presença de pigmentos. Os extractos brutos de folhas correm muito rapidamente na placa de TLC quando comparados com a água. Os extractos de folhas eram de cor clara, pelo que é difícil interpretar a corrida da amostra quando colocada no sistema de solventes. O RF da folha obtido denota a polaridade das bandas separadas, sendo que valores maiores de Rf indicam menor polaridade dos compostos e vice-versa. Ou seja, o valor de Rf obtido é inversamente proporcional à polaridade do composto.

normalização química do material vegetal

Os vários parâmetros de normalização físico-química, nomeadamente o teor de humidade, os valores de cinzas e os valores de extrato, foram determinados de acordo com os métodos descritos e com as diretrizes da OMS sobre métodos de controlo de qualidade para materiais de plantas medicinais.

Determinação dos valores de extrato solúvel em água

Os diferentes valores extractivos, como os valores extractivos solúveis em água e solúveis em álcool, foram determinados de acordo com os protocolos padrão

Cinco gramas de droga seca ao ar e em pó grosseiro foram macerados com 100 ml de água clorofórmica num balão fechado durante 24 horas, tendo sido agitados frequentemente durante as primeiras 6 horas e deixados em repouso durante 18 horas. A percentagem do valor extrativo solúvel em água foi calculada com referência a drogas secas ao ar (Anónimo, 1996).

Determinação do valor extrativo solúvel em álcool

Cinco gramas de droga seca ao ar e em pó grosseiro foram macerados com 100 ml de etanol de concentração especificada num balão fechado durante 24 horas, tendo sido agitado frequentemente durante as primeiras 6 horas e deixado em repouso durante 18 horas. Em seguida, foi filtrado e, durante a filtração, foram tomadas precauções para evitar a perda de etanol. 25 ml do filtrado foram evaporados num prato raso e plano, secos a 105 °C e pesados. A percentagem do valor extrativo solúvel em etanol foi calculada com referência a drogas secas ao ar (Anonymous, 1996).

Determinação do valor total de cinzas

Colocaram-se 2 g da droga bruta seca ao ar num cadinho de sílica com tara e incineraram-se a uma temperatura não superior a 450 °C até ficarem isentos de carbono, arrefecendo-se depois num exsicador e pesando-se. O processo foi repetido até se obter um peso constante. Em seguida, calculou-se a percentagem de cinzas em relação à droga seca ao ar (Anónimo, 1996).

Cinzas insolúveis em ácido

As cinzas obtidas de acordo com o método acima descrito foram fervidas com 25 ml de ácido clorídrico 2 M durante 5 minutos e filtradas. A matéria insolúvel foi recolhida num cadinho de Gooch ou num papel de filtro sem cinzas e, em seguida, lavada com água quente, inflamada e arrefecida num exsicador, sendo depois pesada. A percentagem de cinzas insolúveis em ácido foi calculada com referência à droga seca ao ar (Anonymous, 1996).

Cinzas solúveis em água

As cinzas, obtidas de acordo com o método descrito acima, foram fervidas durante 5 minutos com 25 mL de água e filtradas. A matéria insolúvel foi recolhida num cadinho de Gooch, lavada com água quente e o filtrado foi incendiado durante 15 minutos a uma temperatura não superior a 450°C e o peso foi medido. O peso das matérias insolúveis foi subtraído do peso das cinzas; a diferença de peso representa as cinzas solúveis em água. A percentagem de cinzas solúveis em água foi calculada com referência à droga seca ao ar (Anónimo, 1996).

Determinação do teor de humidade

Tomou-se um frasco de vidro com rolha, seco e pesado com exatidão, para o qual se transferiram 2 g de amostra e se tapou o frasco. Tomou-se um peso e a amostra foi distribuída uniformemente e vertida a uma profundidade não superior a 10 mm. Em seguida, o frasco carregado foi mantido numa estufa e a rolha foi retirada. A amostra foi seca até atingir um peso constante. Após a secagem, foi arrefecida à temperatura ambiente num exsicador. Finalmente, o teor de humidade foi calculado em termos de % p/p (Anónimo, 1996).

Rastreio fitoquímico preliminar dos extractos

Procedimentos

O rastreio fitoquímico preliminar de vários extractos de folhas de Carica Papaya Linn foi realizado utilizando procedimentos normalizados (Khandelwal, 2010)

Pesquisa de glicosídeos

1. Teste de Keller-Killani

Dois ml de extrato foram tratados com ácido acético glacial, 1 gota de cloreto férrico a 5% e ácido sulfúrico concentrado. A presença de glicosídeos cardíacos indicou a formação de uma cor castanha avermelhada na junção de duas camadas e a camada superior apareceu verde azulada.

2. Teste de legalidade

O teste de Legal consiste em testar o extrato utilizando uma solução 1:1 de piridina e nitroprussiato de sódio. O extrato seco foi colocado num tubo de ensaio e adicionou-se 1 ml de piridina e 1 ml de nitroprussiato de sódio. A alteração da cor rosa ou vermelha indica a presença de glicosídeos

Teste para esteróides

3. Teste Salkowski

Adicionou-se um mL de ácido sulfúrico concentrado a uma certa quantidade de extrato dissolvido em 1mL de clorofórmio. A cor castanha avermelhada apareceu na camada de clorofórmio e a fluorescência amarela esverdeada na camada de ácido indicou a presença de esteróides.

Pesquisa de alcalóides

4. Teste de Dragendorff

A 2 ml de extrato, foram adicionados 0,1 ml de ácido clorídrico diluído e 0,1 ml do reagente de Dragendorff. A formação de um precipitado castanho alaranjado indicou a presença de alcalóides.

5. Teste de Wagner

A 2 ml de extrato, foram adicionados 0,1 ml de ácido clorídrico diluído e 0,2 ml do reagente de Wagner. A formação de um precipitado castanho-avermelhado indica a presença de alcalóides.

Pesquisa de taninos e compostos fenólicos

6. Ensaio com cloreto férrico

Dois L de extrato foram tratados com 1 mL de solução de cloreto férrico a 5%. A formação de uma cor preta esverdeada indicou a presença de taninos e compostos fenólicos

7. Cromatografia em coluna:

Preparação da coluna:

A coluna é limpa e seca com acetona seca. A coluna foi fixada verticalmente. Utiliza-se um pequeno pedaço de algodão como tampão para suportar o adsorvente. Na parte inferior da coluna, foi colocada uma longa vareta de vidro com lã. Em seguida, a lã foi comprimida o suficiente para suportar o enchimento da coluna. Não deve haver bolhas de ar na lã. O gel de sílica G (60-120 mesh) foi pré-aquecido a 110 °C durante 1 hora, tendo-se depois preparado uma pasta de gel de sílica G com diclorometano. Em seguida, verter a pasta na coluna, agitando-a vigorosamente, de modo a que a sílica se deposite na coluna e o solvente (DCM) permaneça como camada de solvente. Foi feita uma mistura de extrato de éter de petróleo e gel de sílica G, de modo a que o extrato fosse adsorvido à superfície da sílica e formasse uma massa sólida. Esta massa sólida foi colocada sobre a camada de sílica que estava assente na coluna e, em seguida, esta massa sólida assentou lentamente na camada de DCM. O solvente

DCM foi vertido sobre esta camada e, em seguida, os eluentes foram recolhidos a uma taxa de 10-12 gotas/min. A amostra foi eluída da coluna de forma isocrática e as fracções foram recolhidas. Foram recolhidas mais 46 fracções de 100 ml cada.

Tabela: Tabela de observação para a coluna:

Adsorvente	Sílica gel 60 -120 mesh activada a 110 C durante 1 hora
Comprimento da coluna	30 cm
Diâmetro da coluna	Interior 3,5 cm, exterior 3,7 cm
Taxa de eluição	10-12 gotas / min
Volume de cada frasco de eluição recolhido	100 ml
Fase móvel	DCM,EA,Metanol
Eluição	Eluição em gradiente

Fase estacionária

A fase estacionária ou adsorvente na cromatografia em coluna é um sólido. A fase estacionária mais comum para a cromatografia em coluna é o gel de sílica, sendo a alumina a segunda mais comum. No passado, foi frequentemente utilizada celulose em pó. As fases estacionárias são geralmente pós ou géis finamente moídos e/ou são microporosos para aumentar a superfície. Existe um rácio importante entre o peso da fase estacionária e o peso seco da mistura de analitos que pode ser aplicada na coluna. Para a cromatografia em coluna de sílica, este rácio situa-se entre 20:1 e 100:1, dependendo da proximidade entre os componentes da substância a analisar que estão a ser diluídos.

CAPÍTULO 5

RESULTADOS E DISCUSSÃO

O presente trabalho foi efectuado em catharanthus roseus pertencente a Apocynaceae. O estudo foi efectuado sobre estudos farmacológicos nas folhas de catharanthus para descobrir os constituintes químicos e a sua utilidade para o ser humano. As folhas da planta VincaIt foram recolhidas no Departamento de Botânica da Universidade de Puna

Estudo farmacognóstico:

Foi efectuado um estudo farmacognóstico, macroscópico e das caraterísticas do pó das folhas de Vinca.

Estudo Macroscópico:

A microscopia mostra um odor amargo com uma cor preta ou castanha escura.

Tabela 5.1: Estudo dos caracteres morfológicos das folhas da planta Catharanthus.

Nº Sr.	Parâmetro	Carácter morfológico
1	Cor	Verde
2	Forma	Forma oval
3	Altura	0,5-0,8 m de altura
4	Odor	Amargo

•

Caraterísticas do pó da folha de Catharanthus: O pó das folhas de Catharanthus rosea é acastanhado com um odor amargo e um sabor pungente. O exame microscópico do pó mostra epicarpo, mesocarpo, esclereides, testa de cor amarela, células pétreas em forma de copo, amido e células oleaginosas isoladas.

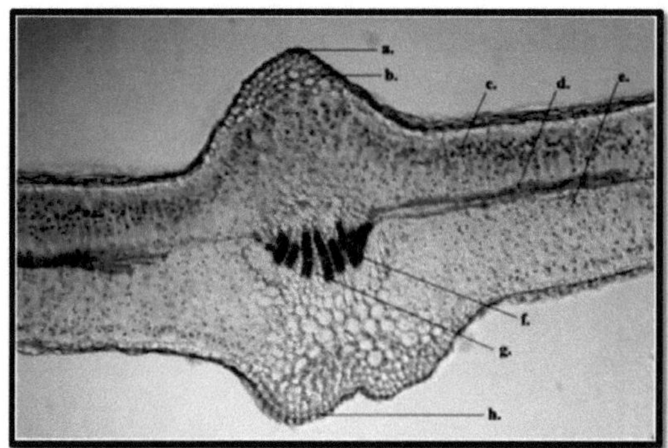

Figura6.3 : Fibras do floema

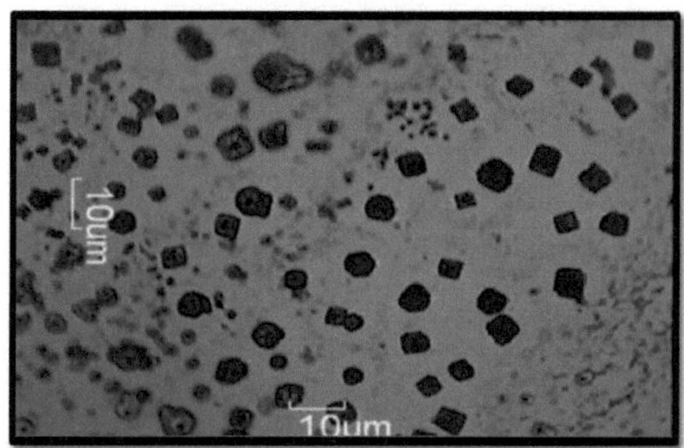

Figura 6.4: Grão de amido

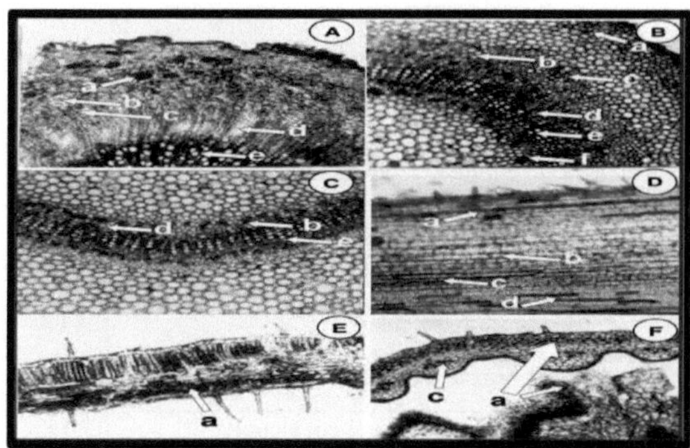

Fig. 6.5: Cristais de oxalato de cálcio

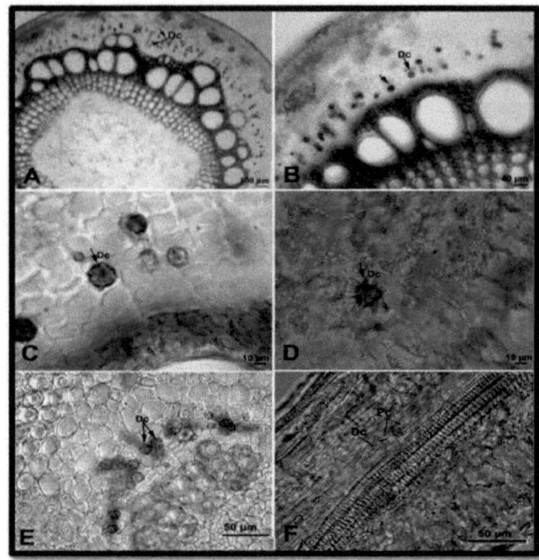

Tabela: Observação das caraterísticas do pó da planta Catharanthus roseus.

N.º Sr.	Reagentes	Observação	Caraterísticas
1	Cloroglucinol + Conc. HCL	Cor-de-rosa	Fibras do floema
2	Solução de iodo	Cor-de-rosa	Grãos de amido
3	Dil HCL	Azul	Cristais de oxalato de cálcio

Tabela 8. Padronização física das folhas de Catharanthus.

N.º Sr.	Parâmetros de avaliação	Resultados
1.	Teor de humidade total (LOD)	3.43 %
2.	Valor total das cinzas	4.29%
3.	Cinza solúvel em água	2.5%
4.	Cinzas insolúveis em ácido	0.44%
5.	Matéria orgânica estranha	1.4%
6.	Valor do extrato solúvel em álcool	12.19%
7.	Valor extrativo solúvel em água	10.03%

Estudo fitoquímico:

Extração:

O pó grosso das folhas de Catharanthus foi extraído com uma extração aquosa. O extrato aquoso obtido era de cor acastanhada escura. O rendimento percentual do extrato aquoso de folhas de Catharanthus é de 2,7%.

Estudo fitoquímico preliminar e testes de confirmação química orgânica:

A análise qualitativa foi efectuada para detetar a presença de vários constituintes químicos através da realização de testes de confirmação química orgânica para alcalóides, glicosídeos, taninos e compostos fenólicos, flavonóides, proteínas, esteróides e esteróis.

Quadro 9: Rastreio fitoquímico preliminar do extrato

N.º Sr.	Testes	Aq. Extrato
1	Alcalóides Ensaio de arrastamento	+
	Teste de Wagner	+
2	Óleos e gorduras fixos Testes de manchas	+
3	Esteróides Teste Salkowski	+
	Glicosídeos Teste legal	+
4	Teste Killer kilani	+
5	Flavonóides Teste Shinoda	+
	Ensaio com acetato de chumbo	+
6	Taninos 5% Fecl3	-

Os resultados do estudo fitoquímico preliminar apresentados no quadro mostram a presença de alcalóides, flavonóides, taninos, proteínas e aminoácidos, esteróides, terpenóides, esteróis e óleos fixos, gorduras e glicosídeos. O resumo da percentagem (%) de resíduos obtidos das folhas de Catharanthus é apresentado no quadro seguinte

Quadro: Percentagem (%) de rendimento do extrato

Extrato	% de rendimento do extrato
Aq. Extrato	3.7 %

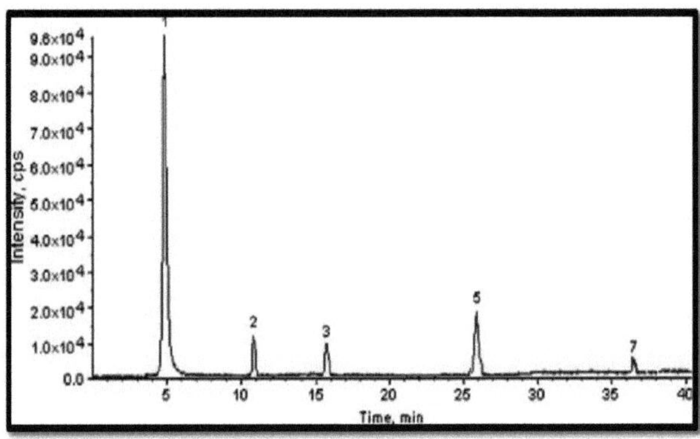

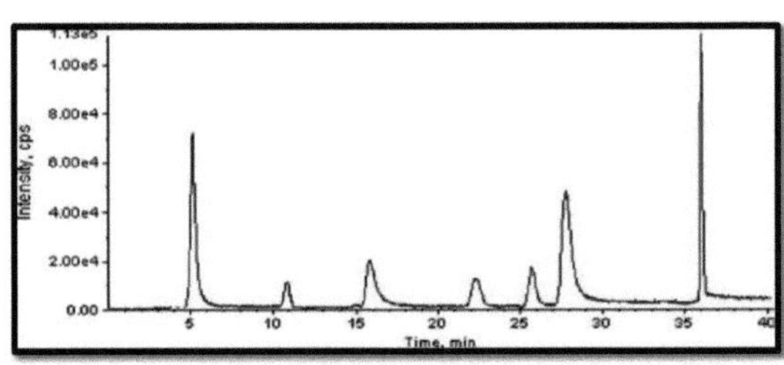

Metabolite	Concentration (ng/mL)	Intra-day Precision (relative standard deviation %)	Intra-day Accuracy (relative error %)	Inter-day Precision (relative standard deviation %)	Inter-day Accuracy (relative error %)	Repeatability as relative standard deviation (%)
Tryptamine	69	0.83	0.38	1.42	2.33	1.02
	690	0.76	1.05	1.35	1.13	0.97
	6900	0.63	0.89	1.11	1.12	0.73
Serpentine	69	1.70	1.74	2.07	3.11	1.75
	690	1.40	1.07	1.93	1.97	1.50
	6900	1.19	2.85	1.79	3.29	1.29
Tabersonine	0.69	2.14	0.91	3.35	1.25	2.43
	6.9	1.90	1.09	2.12	1.23	2.00
	69	1.34	0.82	1.97	1.29	1.76
Vindoline	69	1.35	−1.95	3.90	−0.78	1.73
	690	1.18	1.54	2.17	2.69	1.36
	6900	0.79	1.18	1.52	1.96	1.06
Catharanthine	69	1.89	−1.31	3.21	0.37	2.53
	690	1.10	1.32	2.41	2.31	1.21
	6900	0.45	0.62	2.10	1.44	0.51
Vincamine	6.9	0.41	1.71	−1.35	3.42	0.51
	69	0.30	1.01	1.22	2.71	0.48
	690	0.19	1.16	0.87	2.58	0.24

Analyte	Retention time (min)	Precursor ion	Production ion
Tryptamine	4.88	161.4	144.2
Tabersonine	36.37	337.5	168.3
Serpentine	10.83	349.4	263.0
Vindoline	22.14	457.6	188.0,
Catharanthine	27.65	337.4	144.2
Vincamine	15.69	355.4	337.2
Paclitaxel	25.43	854.5	286.4

Análise de plantas Apocynaceae Para avaliar o método para análise prática, foram colhidas amostras de plantas Apocynaceae (C. roseus) e os seus metabolitos secundários foram determinados utilizando o método relatado e os exemplos de cromatogramas são apresentados nas Figuras 2v e 3. As concentrações foram de 4333, 146,9, 78,90 e 132,3 ng/g para triptamina, serpentina, vincamina e tabersonina. As concentrações de triptamina, serpentina, vindolina, catarantina e tabersonina foram de 3103, 316,9, 18600, 18080 e 777,6 ng/g em C. roseus.

Atividade antimicrobiana de Catharanthus Rosea

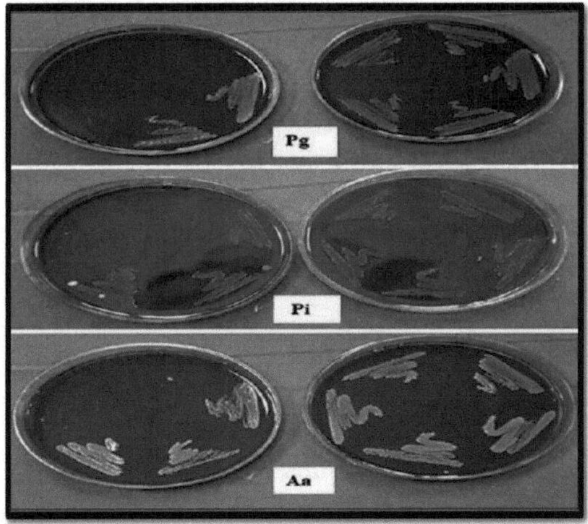

A atividade antifúngica das plantas inteiras de V. rosea, tais como extractos de rebentos, flores e raízes em vários solventes, foi estudada com a ajuda do método de difusão em ágar contra cinco espécies de fungos patogénicos e mediu-se a zona de inibição para cada estirpe fúngica a várias concentrações de 20, 70 e 120 µl/ml. A atividade antifúngica in vitro dos extractos de rebentos de V. rosea feitos com ETOAC, ETOH e DMSO mostrou uma zona de inibição contra cinco patógenos fúngicos (R. oryzae, Mucor sp., A. niger, C. krusei, C. albicans) enquanto nenhum dos extractos de rebentos e flores feitos com três solventes diferentes mostrou zonas de inibição

RESUMO E CONCLUSÃO

A utilização de produtos naturais com propriedades terapêuticas é tão antiga como a civilização humana e, durante muito tempo, os produtos minerais, vegetais e animais foram as principais fontes de medicamentos[1] . Os povos primitivos de todo o mundo utilizavam a sua flora indígena como fonte de medicamentos. Através do processo de tentativa e erro, estas culturas examinaram e descobriram muitas plantas que produzem entidades moleculares únicas com propriedades biológicas valiosas. Vários sistemas tradicionais de medicina, como a medicina tradicional chinesa, o sistema de medicina ayurvédica, o sistema de medicina unani, o sistema de medicina siddha, o sistema de medicina homeopática, o sistema de medicina tradicional tibetana, etc., têm vindo a explorar a utilização de plantas para curar várias doenças em diferentes partes do mundo há milhares de anos. Os produtos naturais deram um contributo imenso para o desenvolvimento dos medicamentos utilizados na medicina moderna.

O aumento da população nos países em desenvolvimento é avassalador, o que intensifica a necessidade de medidas eficazes de controlo da natalidade. Consequentemente, têm sido feitos esforços intensos para controlar a taxa de natalidade por vários meios. Na área da regulação da fertilidade feminina, o desenvolvimento de agentes anti-fertilidade oralmente activos tem sido a principal área de investigação nas últimas seis décadas. O estatuto da medicina herbal tem vindo a ganhar terreno rapidamente em todo o mundo durante as últimas décadas. A Organização Mundial de Saúde defendeu a legitimação das práticas tradicionais na saúde materna e infantil, incluindo a utilização de contraceptivos à base de plantas, e criou um grupo de trabalho para a investigação de plantas para a regulação da fertilidade com o objetivo de encontrar novos compostos não esteróides oralmente activos com propriedades anti-implantação. Inicialmente, os principais esforços de investigação centraram-se na descoberta de contraceptivos orais de origem sintética e foi dada muito pouca atenção ao reino vegetal, embora a natureza química dos compostos derivados de plantas seja tão diversa que engloba os protótipos de praticamente todas as categorias farmacológicas. No sistema moderno de medicina, cerca de 25% das receitas contêm princípio(s) ativo(s) derivado(s) de plantas.

O reino vegetal é, portanto, muito promissor para a descoberta de novos e eficazes agentes anti-fertilidade.

Os agentes sintéticos atualmente disponíveis para o controlo da fertilidade produzem efeitos secundários graves, como desequilíbrios hormonais, hipertensão, aumento do risco de cancro e aumento de peso. Por conseguinte, existe uma necessidade urgente de substituir estes agentes por alternativas seguras e eficazes, como os agentes contraceptivos à base de plantas.

Tendo em conta os efeitos adversos associados aos medicamentos sintéticos, as plantas são alternativas mais seguras, mais baratas e muito mais eficazes. Por conseguinte, podem ser exploradas plantas tradicionalmente utilizadas para regular a fertilidade das mulheres. Tendo isto em conta, foi feito um esforço na presente investigação "Rastreio químico e biológico de plantas medicinais selecionadas" para explorar mais plantas e fitoconstituintes para desenvolver potenciais medicamentos antifertilidade.

CONCLUSÃO:

O presente estudo justificou que a atividade antimicrobiana fosse avaliada com base na sua utilização na literatura etnobotânica, utilizando plantas tradicionais à base de plantas. A partir dos resultados, concluiu-se que os extractos de rebentos ETOH de V. rosea apresentaram uma potencial atividade antimicrobiana contra organismos patogénicos. Assim, o extrato ETOH de rebentos de V. rosea tem compostos bioactivos eficazes responsáveis por actividades antifúngicas e antibacterianas. Por conseguinte, mais investigações sobre o isolamento combinado, a toxicologia e o composto eficaz requerem ensaios clínicos e merecem uma investigação alargada.

REFERÊNCIAS

1. Bu'Lock,'J. D. 1961. Metabolismo intermediário e síntese de antibióticos. Advan. Appl. Microbiol.3:293-342.

2. Cragg, G. M. e Newman, D. J. (2005). Plantas como fonte de agentes anti-cancerígenos, Journal of Ethnopharmacology. 100: 72-79.

3. Schoonhoven, L.M. (1982). A Biologia dos Insectos no Futuro. Entmol. Exp. Appl. **31,** 57 Nakanishi, K., em Locke, M. e Smith, D.S. Eds. (1980) (Academic Press, New York, , pp. 603-612; Recent Adv. Phytochem. **9,** 283 (1974).

4. Berlw, J. (1986). Produtos secundários de culturas de células vegetais. In: Rehm, H.J.; Reed,G. (eds.). Biotechnology. 4:630-58.

5. Fowler, M. (1981). Biotecnologia de células vegetais para produzir substâncias desejáveis. 7: 229-33.

6. H. Schmutter, K.R.S. Ascher, H. Rembold, Eds, Natural Pesticides form the Neem Tree (Azadirachta indica A. Juss) (Agência Alemã de Cooperação Técnica, Eschorn, Alemanha, 1980); J.D. Warthen, Jr., Azadirachta indica: A Source of Insect Feeding Inhibitors and Growth Regulators (Departamento de Agricultura dos EUA - Administração de Ciência e Educação, Beltsville, Md., 1979).

7. Wani, M.C., Taylor, H.L., Wall, E., Coggon, P. e McPhail, A.T. (1971). Agentes antitumorais de plantas. VI. O isolamento e a estrutura do taxol, um novo agente antileucémico e antitumoral de Taxus brevifolia. J Am Chem Soc. 93:2325-7.

8. Husain, A. (1992). Relatório sobre a situação das plantas medicinais nos países NAM. Pp- 1-105. Centro de Ciência e Tecnologia dos Países Não-Alinhados e outros Países em Desenvolvimento.

9. Patil, A. D., Freyer, A. J., Eggleston, D. S., Haltiwanger, R. C., Bean, M. F., Taylor, P. B., Caranfa, M. J., Breen, A. L., Bartus, H. R., Johnson, R. K.,

Hertzberg, R. P. e Westley, J. W. (1993). J. Med. Chem.36: 4131-4138.

10. Ferreira, J.F. e Janick, J. (1996). Análise imunoquantitativa da artemisinina de A. annua utilizando anticorpos policlonais. Phytochemistry. 41: 97-104.

11. Thyagarajan, S.P., Subramanian, S., Thirunalasundari, Venkateswaran, T.P.S., Blumberg, B.S. (1988). Efeito de Phyllanthus amarus em portadores crónicos do vírus da hepatite B. Lancet. 2: 764-766.

12. Syamsundar, K.V., Singh, B., Thakur, R.S., Hussain, A., Kiso, Y., Hikino, H. (1985). Princípios anti-hepatotóxicos da erva Phyllanthus niruri. Journal of Ethnopharmacology. 14:41-44.

13. Afolayan, A.J. e Adebola, P.O. (2004). Propogação in vitro: uma ferramenta biotecnológica capaz de resolver o problema da dizimação de plantas medicinais na África do Sul. Jornal Africano de Biotecnologia. 3:683-687.

14. A Lie, D. e Boker, J. (2006). Comparative survey of complementary and alternative medicine (CAM) attitudes, use and information-seekng behaviour among medical students, residents and faculty. BMC Medical Education. 6.

15. Pearce, C. (1997) Metabolitos fúngicos biologicamente activos. Adv. Appl. Microbiol. 44:1-68.

16. Penalva, M.A., Rowlands, R.T. e Turner, G. (1998). Otimização da biossíntese de penicilina em fungos. Tendências em biotecnologia. 16: 483-489.

17. Lechevalier, H.A. (1975). Produção dos mesmos antibióticos por membros de diferentes géneros de microrganismos. Adv. Appl. Microbiol. 19: 25-45.

18. Gentles, LC. (1958). Verme anelar experimental em porquinhos-da-índia; tratamento oral com griseofulvina. Nature. 182: 476-477.

19. Uchida, K., Shiomi, J, R., Inokoshi Masuma, I.R., Kawakubo, T., Tanaka, H., Iwai, Y. e Ōmura, S. (1996). Kurasoins A e B, novos inibidores da proteína farnesiltransferase produzidos por Paecilomyces sp. FO-3684. I. Estirpe produtora, fermentação, isolamento e actividades biológicas. J. Antibiotics. 49: 932-934.

20. Singh, S.B., Jones, E.T., Goetz, M.A.,Bills, G.F., Omstead, M.O., Jenkins, R.G., Lingham, R.B., Silverman, K.C e Gibbs, J.B. (1994). Fusidienol: A Novel Inhibitor of Ras Farnesyl-Protein Transferase from Fusidium griseum. Terrohedmn Lencrs. 35: 4693-4696.

21. Schwartz, R. E., Giacobbe, R. A., Bland, J. A., Monaghan, R. L. (1989). Um novo agente antifúngico I. fermentação e isolamento. J. Antibiotics 42: 163-167.

22. Bills, G., Dombrowski, A., Pelaez, F., Polishook, J. e An, Z. (2002). Descobertas recentes e futuras de metabolitos farmacologicamente activos de fungos tropicais. In: Tropical mycology: Watling, R., Frankland, J.C., Ainsworth, S. Issac e Robinson, C.H. (Eds). Micromycetes. Vol.2. CABI Publishing, NewYork, pp: 165-19

23. Tabata. N., Tomoda, H., Masuma, R., Iwai, Y. e Omura, S. (1995). Fudecalone, um novo agente anticoccidiose produzido por Penicillium sp. FO-2030. J.Antibiot. 48: 53- 58.

24. Srinivasan, M.C. (2004). Micologia prática para biotecnólogos industriais. Pp: 1-242. Tata McGraw-Hill Publishing Company Limited, Nova Deli.

25. Wartmann, M. e Altmann, K.-H. (2002). Agentes anti-cancerígenos. Curr. Med. Chem.2:123 -148.

26. Tan, R. X. e Zou, W. X. (2001). Endophytes: a rich source of functional metabolites. Nat. Prod. Rep. 18: 448-459.

27. Bacon, C. W., e J. F. **White.** 2000. Microbial endophytes. Marcel Dekker Inc., Nova Iorque, N.Y

28. Ballio, A., Bossa, F., DiGiogio, P., Ferranti, P., Paci, M., Pucci, P., Scaloni, A., Segre, A. e Strobel, G. A. (1994). Estrutura das pseudomicinas, novos lipodepsipeptídeos produzidos por Pseudomonas syringae MSU 16H. FEBS Lett. 355:96-100.

29. Arnold, A. E., Maynard, Z., Gilbert, G. S., Coley, P. D. e Kursar, T. A. (2000). Are tropical fungal endophytes hyperdiverse. Ecol. Lett. 3: 267.

30. Stanley, S. J. (1992). Observação sobre a ocorrência sazonal de fungos

endofíticos e parasitários marinhos. Can. J. Bot. 70:2089-2096.

31. Carrol, L G. (1998). Fungal endophytes in stems and leaves: from latent pathogen to mutualistic symbiont. Ecology. 69: 2.

32. Peters, S., Draeger, S., Aust, H.-J. e Schulz, B. (1998). Interação em culturas duplas de fungos endofíticos com calos de plantas hospedeiras e não hospedeiras. Mycologia. 90:360.

33. Freeman, S. e Rodriguez, R. J. (1993). Conversão genética de um fungo patogénico de plantas num mutualista endofítico não patogénico. Science. 260: 75.

34. Glenn, A. E., Bacon, C. W., Price, R. e Hanlin, R. T. (1996).Filogenia molecular de Acremonium e suas implicações taxonómicas. Mycologia. 88:369-383.

35. Schardl, C.L. e Phillips, T.D. (1997). Endófitos protectores de gramíneas: De onde v ê m e para onde vão? Plant Disease. 81: 430-438.

36. Cheplick, G. P., Clay, K. e Marks, S. (1989). Interação entre a infeção por gramíneas Lolinium perenne e Festuca arundinacea. New Phytol.111: 89.

37. Malinowski, D.P. e Belesky, D.P. (1999). A infeção por Neotyphodium coenophialum- endophyte afecta a capacidade da festuca alta para utilizar o fósforo disponível de forma moderada. J. Plant Nutr. 22:835-853.

38. Malinowski, D.P. e Belesky, D.P. (1999). A tolerância ao alumínio da festuca alta é afetada pelo endófito Neotyphodium coenophialum. J. Plant Nutr. 22:1335-1349.

39. Kimmons, C.A., Gwinn, K.D. e Bernard, E.C. (1990). Reprodução de nemátodos em festuca alta infetada com endófitos e sem endófitos. Plant Disease. 74: 757-761.

40. Bacon, C.W., Porter, J.K., Robbins, J.D. e Luttrell, E.S. (1977). Epichloë typhina de gramíneas tóxicas de festuca alta. Applied and Environmental Microbiology. 34: 576- 581.

41. Wilkinson, H.H., Siegel, M.R., Blankenship, J.D., Mallory, A.C.,Bush, L.P. e Schardl C.L. (2000). Contribuição dos alcalóides fúngicos da lolina para a

proteção contra afídeos num mutualismo erva-endófito. Mol Plant-Microbe Interact. 13: 1027- 1033.

42. Clay, K. e Holah, J. (1999). Simbiose de fungos endófitos e diversidade de plantas em campos sucessionais. Science. 285: 1742-1744.

43. Redell, P. e V. Gordon. (2000). Lessons from nature: can ecology provide new leads in the search for novel bioactive chemicals from rainforests?, p. 205-212. Em

S. K. Wrigley, M. A. Hayes, R. Thomas, E. J. T. Chrystal e N. Nicholson (ed.), Biodiversity: new leads for pharmaceutical and agrochemical industries. The Royal Society of Chemistry. Cambridge, Reino Unido.

44. Ahmad, A., Alam, M. e Janardhann, K.K. (2001) Os endófitos fúngicos aumentam a produção de biomassa e o rendimento de óleo essencial do capim-limão da Índia Oriental. Symbiosis. 30:275-285.

45. Sampson, K. (1933). A infeção sistémica de gramíneas por Epichloë typhina (Pers.).Trans. Brit. Mycol. Soc. 18:30-47.

46. Clay, K. e Jones, J. P. (1984). Transmissão de Atkinsonella hypoxylo (Clavicipitaceae) por sementes cleistogâmicas de Danthonia spicata (Gramineae). Canadian Journal of Botany. 62, 2893-2895.

47. Harvey, I.C., Fletcher, L.R. e Emms, L.M. (1982). Efeitos de vários fungicidas sobre o endófito Lolium em plantas de azevém, sementes e em cultura. N. Z. J. Agric. Res. 25: 601-606.

48. Funk, C. R., Halisky, P. M., Johnson, M. C., Siegel, M. R. e Stewart, A. V. (1983). Um fungo endofítico e a resistência aos bichos-da-farinha: Associação em Lotium perenne. L.Bio/Technol. 1: 1 89-91.

49. Bacon, C.W., Porter, J.K., Robbins, J.D. e Luttrell, E.S. (1977). Epichloë typhina de gramíneas tóxicas de festuca alta. Appl Environ Microbiol. 34: 576-581.

50. Neill, J.C. (1940). O endófito do azevém (Lolium perenne). New Zealand Journal of Science and Technology. Secção A. 21: 280-291.

51. Clark, E.M., White, J.F. e Patterson, R.M. (1983). Técnicas histoquímicas melhoradas para a deteção de Acremonium coenophilum em festuca alta e métodos de cultura in vitro do fungo. J.Microbiol. Methods. 1:149-155.

52. Johnson, M.C., Pirone, T.P., Siegel, M.R. e Varney, D.R. (1982). Deteção de Epichloe typhina em festuca alta por meio de ensaio de imunoabsorção enzimática. Phytopathology. 72:647-650.

53. Musgrave, D.R. (1984). Deteção de um fungo endofítico de Lolium perenne utilizando um ensaio de imunoabsorção enzimática (ELISA). N.Z. J. Agric. Res. 27:283-288.

54. Saha, D. C., Jackson, M. A. e Johnson-Cicalese, J. M. (1988). Um método de coloração rápida para a deteção de fungos endofíticos em gramados e gramíneas forrageiras. Phytopathology 78:237-239.

55. Hardy, T.N., Clay, K. e Hammond, A.M. (1986). Idade da folha e factores relacionados que afectam a resistência mediada por endófitos à lagarta do cartucho (Lepidoptera: Noctuidae) em festuca alta. Environ. Entomol. 15:1083-1089.

56. Lyons,P.C., Plattner,R.D. e Bacon, C.W.(1986).Ocorrência de alcalóides da cravagem do centeio peptídicos e clavina na erva festuca alta. Science.232: 487-489.

57. Bacon, C.W., Lyons, P.C., Porter, J.K e Robbins, J.D. (1986). Ergot toxicidade de gramíneas infectadas com endófitos: A review. Agron. J., 78: 106-116.

58. Yates, S. G., Plattner, R. D. e Garner, G. B. (1985). Deteção de alcalóides de peptina E I ~ em festuca alta Ky-31 tóxica e infetada por endófitos por espetrometria de massa/espetrometria de massa. J. Agric.Food Chem.33: 719-722.

59. Bacon, C.W., Poryer, J.K. e Robbins, J.D. (1975). Toxicidade e ocorrência de Balansia em gramíneas de pastagens de festuca tóxica. Applied Microbiology. 29: 553-556.

60. Porter, J.K., Bacon, C.W., Cutler, H.G., Arrendale, R.F. e Robbins, J.D.

(1985).Produção in vitro de auxina por Balansia epichloë.Phytochemistry 24: 1429-1431.

61. Hu, Y., Chaomin, L., Kulkarni, B., Strobel, G., Lobkovsky, E., Torczynski, R. e J. Porco. (2001). Exploração da diversidade química dos produtos naturais epoxiquinóides: síntese e atividade biológica da jesterona e moléculas relacionadas. Org. Lett. 3:1649-1652.

62. Li, J. Y., e Strobel, G. A. (2001). Epóxidos de jesterona e hidroxi-jesterona antioomycetcyclohexenenone do fungo endofítico Pestalotiopsis jesteri. Phytochemistry. 57:261-265.

63. Li, J. Y., Harper, J. K., Grant, D. M., Tombe, B. O., Bashyal, B., Hess,W. M. e Strobel, G. A. (2001). Ácido ambuico, uma ciclohexenona altamente funcionalizada com atividade antifúngica de Pestalotiopsis spp. e Monochaetia sp. Phytochemistry. 56:463-468.

64. Zou, W. X., Meng, J. C., Lu, H., Chen, G. X., Shi, G. X., Zhang, T. Y. e Tan, R.X. (2000). Metabolitos de Colletotrichum gloeosporioides, um fungo endofítico em Artemisia mongolica. J. Nat. Prod. 63:1529-1530.

65. Guo, B., Dai, J., Ng, S., Huang, Y., Leong, C., Ong, W. e Carte, B. K. (2000). Cytonic acids A and B: novel tridepside inhibitors of hCMV protease from the endophytic fungus Cytonaema species. J. Nat. Prod. 63:602-604.

66. Worapong, J., Strobel, G. A., Ford, E. J., Li, J. Y., Baird, G. e Hess, W. M. (2001). Muscodor albus gen. et sp. nov., um endófito de Cinnamomum zeylanicum. Mycotaxon 79:67-79.

67. Strobel, G. A., Dirksie, E., Sears, J. e Markworth, C. (2001). Antimicrobianos voláteis de um novo fungo endofítico. Microbiology. 147:2943-2950.

68. Stierle, A., Strobel, G. A. e Stierle, D. 1993. Produção de taxol e taxano por Taxomyces andreanae. Science. 260:214-216.

69. Sreekanth, D., Syed, A., Sarkar. S., Sarkar. D, Santhakumari, B., Ahmad, A. e Khan, I. (2009). Produção, purificação e caraterização de taxol e 10DAB III a

partir de um novo fungo endofítico Gliocladium sp. isolado do teixo indiano, Taxus baccata. J Microbiol Biotechnol. 19: 1342-1347.

70. Li, J.-Y., Strobel, G., Sidhu, R., Hess, W. M. e Ford, E. J.(1996).Endophytic taxol-producing fungi from bald cypress, Taxodium distichum. Microbiologia. 142:2223-2226.

71. Strobel, G. A., Hess, W. M. e Li, J.-Y. (1997). Pestalotiopsis guepinii, um endófito produtor de taxol do pinheiro wollemi, Wollemia nobilis. Australian Journal of Botany.45:1073-1082

72. Kumaran, R. S., Muthumary, J. e Hur, B. K. (2008).Produção de taxol a partir de Phyllosticta spinarum, um fungo endofítico de Cupressus sp.Engineering in Life Sciences.8:438-446.

73. Gangadevi, V. e Muthumary, J. (2008). Taxol, um medicamento anticancerígeno produzido por um fungo endofítico Bartalinia robillardoides Tassi, isolado de uma planta medicinal, Aegle marmelos Correa ex Roxb. World Journal of Microbiology and Biotechnology.24: 717-724.

74. Wall, M. E., Wani, M. C., Cook, C. E., Palmer, K. H., McPhail, A. T. e Sim, G. A. (1966).Plant antitumor agents.I. The isolation and structure of camptothecin, a novel alkaloidal leukemia and tumor inhibitor from Camptotheca acuminate. Journal of the American Chemical Society.88:3888-3890.

75. Uma, S. R., Ramesha, B. T., Ravikanth, G., Rajesh, P. G., Vasudeva, R. e Ganeshaiah, K. N. (2008). Chemical profiling of N. nimmoniana for camptothecin, an important anticancer alkaloid: towards the development of a sustainable production system. Bioactive Molecules and Medicinal Plants (Moléculas Bioactivas e Plantas Medicinais). Ramawat, K.G. e Merillion, J. Eds., pp. 198-210, Springer, Berlim, Alemanha

76. Kusari,S., Lamsh¨oft, M. e Spiteller, M. (2009). Aspergillus fumigatus Fresenius, um fungo endofítico de Juniperus communis L.Horstmann como uma nova fonte do pró-fármaco anticancerígeno deoxi podofilotoxina. Journal of

Applied Microbiology.107: 1019-1030.

77. Kour, A., Shawl, A. S. e Rehman, S. (2008).Isolamento e identificação de uma estirpe endofítica de Fusarium oxysporum que produz podofilotoxina a partir de Juniperus recurva. World Journal of Microbiology and Biotechnology.24:1115- 1121.

78. Korkina, L. G. (2007). Phenylpropanoids as naturally occurring antioxidants: from plant defense to human health. Cellular and Molecular Biology.53: 15-25.

79. Fill, T. P., da Silva, B. F. e Rodrigues-Fo, E. (2010). Biossíntese de amidas fenilpropanóides por um penicillium brasilianum endofítico encontrado na casca da raiz de Melia azedarach. Revista de Microbiologia e Biotecnologia.20: 622-629.

80. Wagenaar, M. M., Corwin, J., Strobel, G. e Clardy, J. (2000).Three new cytochalasins produced by an endophytic fungus in the genus Rhinocladiella," Journal of Natural Products. 63:1692-1695.

81. Strobel, G. A., Ford, E., Worapong, J., Harper, J. K., Arif, A. M., Grant,D. M., Fung, P. C. W. e Chan, K. (2002). Ispoestacin, uma isobenzofuranona de Pestalotiopsis microspora, com actividades antifúngicas e antioxidantes. Phytochemistry. 60:179-183.

82. Demain, A. L. (2000). Produtos naturais microbianos: um passado com um futuro, p. 3-16. Em S. K. Wrigley, M. A. Hayes, R. Thomas, E. J. T. Chrystal e N. Nicholson (ed.), Biodiversity: new leads for pharmaceutical and agrochemical industries. The Royal Society of Chemistry, Cambridge, Reino Unido.

83. Zhang, B., Salituro, G., Szalkowski, D., Li, Z., Zhang, Y., Royo, I., Vilella, D.,

Dez, M., Pelaez, F., Ruby, C., Kendall, R. L., Mao, X., Griffin, P., Calaycay, J., Zierath, J. R., Heck, J. V., Smith, R. G. e Moller. D. E. (1999). Descoberta de uma pequena molécula mimética da insulina com atividade antidiabética em ratos. Science 284:974- 981.

84. Lee, J., E. Lobkovsky, N. B. Pliam, G. A. Strobel e J. Clardy. 1995. Subglutinóis A e B: compostos imunossupressores do fungo endofítico Fusarium subglutinans. J. Org. Chem. 60:7076-7077.

85. Borel, J. F. e Z. L. Kis. (1991). A descoberta e o desenvolvimento da ciclosporina. Transplant. Proc. 23:1867-1874.

86. Ji, L., Nicole, L. S. e Stephen J. E. Cell 136 (2009).Princípios da terapia do cancro: Oncogene and Non-oncogene Addiction . Elsevier Inc. 823-837

87. Boyle, F. T., Costello, F. (1998) Cancer Therapy: A Move to the Molecular Level Chem. Soc. Rev. 27 : 251-261

88. Fonseca C, Simões S, Gaspar R(2002). Nanopartículas de PLGA carregadas com paclitaxel: preparação, caraterização físico-química e atividade anti-tumoral in vitro. J. Control Release, 83(2):273-286.

89. Koziara JM, Whisman TR, Tseng MT, Mumper RJ (2006). Eficácia in vivo de novas nanopartículas de paclitaxel em tumores colorrectais humanos resistentes ao paclitaxel. J Control Release 112(3):312-319.

90. Yoo HS, Lee KH, Oh JE, Park TG (2000). Actividades anti-tumorais in vitro e in vivo de nanopartículas baseadas em conjugados doxorrubicina-PLGA. J Control Release, 68(3):419-31.

91. Bhadra D, Bhadra S, Jain S, Jain NK (2003). Um transportador nanoparticulado dendrítico PEGylated de fluorouracil. Int J Pharm, 257(1-2):111-124.

92. Panyam J, Labhasetwar V(2004). Entrega citoplasmática sustentada de fármacos com receptores intracelulares utilizando nanopartículas biodegradáveis. Mol Pharm, 1(1):77-84.

93. Koziara JM, Lockman PR, Allen DD, Mumper RJ (2004). Nanopartículas de paclitaxel para o potencial tratamento de tumores cerebrais. J Control Release, 99(2):259-269.

94. Jhaveri, M.S., Rait, A.S. e Chung, K.N. (2004). Os oligonucleótidos anti-sentido direcionados para o recetor de folato alfa humano inibem o crescimento

das células do cancro da mama e sensibilizam as células para o tratamento com doxorrubicina. Mol Cancer Ther. 3:1505-1512.

95. Leuschner, C., Kumar, C., Hansel, W., Soboyejo, W., Zhou, J. e Hormes, J. (2006). Nanopartículas de óxido de ferro magnético conjugadas com LHRH para deteção de metástases de cancro da mama. Breast Cancer Res. Treat. 99: 163-176.

96. Li, L., Wartchow, C.A., Danthi, S.N., Shen, Z., Dechene, N., Pease, J., Choi, S., Doede, T., Chu, P., Ning, S., Lee, D.Y., Bednarski, M.D. e Knox, S.J. (2004). Uma nova terapia antiangiogénica utilizando um antagonista da integrina ou um anticorpo anti-FLK-1 revestido com nanopartículas marcadas com^{90} Y. Int J Radiat Oncol Biol Phys. 58: 1215-1227.

97. Park, J.H., Kwon, S., Nam, J., Park, R.W., Chung, H., Bong Seo, S.B., Kim, I., Kwon, I.C. e Jeong, S.Y. (2004). Nanopartículas auto-montadas com base em quitosano glicólico contendo ácido 5β-colanico para entrega do péptido RGD. Jornal de Libertação Controlada. 95: 579-588.

S. Ahmad, A., Mukherjee,P., Mandal, D., Senapati, S., Khan, M. I., Kumar, R. e Sastry, M.(2002).Síntese extracelular mediada por enzimas de nanopartículas de CdS pelo fungo Fusarium oxysporum. J. Am. Chem. Soc. 124. 12108-12109.Ahmad. A., Jagadale T., Dhas, V., Khan S., Patil, S., Pasricha, R Ravi, V. e Ogale, (2007). Síntese baseada em fungos de nanopartículas multifuncionais quimicamente difíceis de sintetizar de $CuAlO_2$. Adv. Mater. 19. 3295-3299.

98. Bansal, V., Ahmad A. e Sastry, M. (2006) Fungus-mediated biotransformation of amorphous silica in rice husk to nanocrystalline silica. J. Am. Chem Soc. 128. 14059-14066.

99. Rautaray,D., Ahmad.,A.e Murali, Sastry. (2003).Biossíntese de cristais de $CaCO_3$ de morfologia complexa utilizando um fungo e um actinomiceto. J. Am. Chem. Soc. 125. 14656-14657.

100. Ansary, A. A., S. Kumar, A., Krishnasastry, M. V., Majid, A. K. Kulkarn,S. K., Ahmad, A. e Khan, M. I. (2007). Pontos quânticos de CdS:

Síntese in vitro mediada por enzimas, caraterização e conjugação com lectinas de plantas. J. Biomed. Nanotechnol. 3 (4): 1-8.

101. Goodbody,A., Endo ,A., Vukovic, T. J. e Misawa, M. (1988). O acoplamento de catarantina e vindolina para formar 3′, 4′-anidrovinblastina por hemoproteínas e hemina. Planta Med. 54: 210-214.

102. Kutchan, M. (1995). Biossíntese de alcalóides - A base para a engenharia metabólica de plantas medicinais. A Célula Vegetal. 7: 1059-1070.

103. De Luca, V., Fernandez, J.A., Campbell, D. e Kurz, W. G. W. (1988) Developmental regulation of enzymes of indole alkaloid biosynthesis in Catharanthus roseus. Plant Physiol.86:447-450

104. Goodbody, A., Endo, T. e Misawa, M. (1987). Produção de alcalóides em culturas de raízes e rebentos de Catharanthus roseus. Plant Med. 53: 479-482.

105. Misawa, M. e Goodbody, A. E. (1996). Produção de compostos antitumorais por culturas de células vegetais. In: Dicosmo, F; Misawa, M., eds. Plant cell culture and secondary metabolism towards industrial application. New York: CRC Press: 123- 138.

106. Moreno, P.R.H., Heijden, V.R. e Verpoote, R. (1995). Culturas de células e tecidos de Catharanthus roseus: um levantamento da literatura. Cultura de células, tecidos e órgãos de plantas 42: 1- 25.

107. Aslam, J., Mujib, A., Nasim, S. A. e Sharma, M.P. (2002). Seleção do rendimento de vincristina em plântulas derivadas de embriões somáticos ex vitro e in vitro de Catharanthus roseus L. (G) Don. Scientia Horticulturae. 119: 325-329.

108. Ishikawa, H., Colby, D.A., Seto, S., Va, P., Tam, A., Kakei, H., Rayl, T.J., Hwang,I. e Boger, D.L. (2009). Síntese total de vinblastina, vincristina, produtos naturais relacionados e análogos estruturais chave. J. Am. Chem. Soc. 131: 4904- 4916.

109. Kuboyama, T. e Yokoshima, S. (2004). Síntese total estereocontrolada de (+) -vincristina. PNAS 101: 11967-11970.

110. Kuboyama, T., Yokoshima, S., Tokuyama, H. e Fukuyama, T. (2004). Síntese total estereocontrolada de (+)- Vinblastina. Pure Applied Chemistry 75: 29- 38.

111. Tam, A., Gotoh, H., Robertson, W, H., Boger, D, L. (2010). Efeitos substituintes da catarantina C16 no acoplamento biomimético com a vindolina: Preparação e avaliação de uma série chave de análogos da vinblastina. Bio organic & Medicinal Chemistry Letters. 20: 6408-6410

112. K, Akagi, K.T., Duangteraprecha, S., Honda, M., Sakamoto, Y., Nagase, H. e Miyamoto, K. (1999). Oxidação da catarantina na reação de acoplamento catarantina-vindolina mediada por mononucleótidos de flavina para a síntese de alcalóides de indol diméricos sob luz quase ultravioleta. Journal of Bioscience and Bioengineering 87: 781- 786.

113. Duangteraprecha, S., Hirata, K., Morihara, E., Nakae, M., Katayama, H., Honda, M e Miyamoto, K. (1997). Acoplamento não enzimático de vindolina e catarantina para sintetizar 3′, 4′-anidrovinblastina sob irradiação com luz quase ultravioleta. Jornal de Fermentação e Bioengenharia. 83: 227-232.

114. Rahmani, R. e Zhou, X. J. (1993) Pharmacokinetics and metabolism of vinca alkaloids. Cancer Surv. **17,** 269-281.

115. Owellen, R. J., Root, M. A., e Hains, F. O. (1977) Pharmacokinetics of vindesine and vincristine in humans. Cancer Res. **37,** 2603-2607.

116. Sethi, V. S., Jackson, D. V., Jr., White, D. R. (1981) Pharmacokinetics of vincristine sulfate in adult cancer patients. Cancer Res. 41**,** 3551-3555.

117. Sethi, V. S. and Kimball, J. C. (1981) .Pharmacokinetics of vincristine sulfate in children. Cancer Chemother. Pharmacol. 6**,** 111-115.

118. Bender, R. A., Castle, M. C., Margileth, D. A., e Oliverio, V. T. (1977) The pharmacokinetics of [3H]-vincristine in man. Clin. Pharmacol. Ther. 22, 430-435.

119. Zhou-Pan, X. R., Seree, E., Zhou, X. J., et al. (1993) Envolvimento do citocromo P450 3A do fígado humano no metabolismo da vinblastina:

interações medicamentosas. Cancer Res. **53,** 5121-5126.

120. Zhou, X. J., Zhou-Pan, X. R., Gauthier, T., Placidi, M., Maurel, P., e Rahmani, R. (1993) Biotransformação da vindesina mediada por isozimas do citocromo P450 3A do microssoma hepático humano. Interações metabólicas de medicamentos. Biochem. Pharmacol. 45, 853-861.

121. El Dareer, S. M., White, V. M., Chen, F. P., Mellet, L. B. e Hill, D. L. (1977) Distribution and metabolism of vincristine in mice, rats, dogs, and monkeys. Cancer Treat. Rep. 61, 1269-1277.

122. Jackson, D. V., Jr. Castle, M. C. e Bender, R. A. (1978). Excreção biliar de vincristina. Clin. Pharmacol. Ther. 24, 101-107. 226 Zelnak

123. Rosenthal, S. e Kaufman, S. (1974) Vincristine neurotoxicity. Ann. Intern. Med.80, 733-737.

124. Sandler, S. G., Tobin, W. e Henderson, E. S. (1969) Vincristine-induced neuropathy.A clinical study of fifty leukemic patients. Neurology 19, 367-374.

125. Van den Berg, H. W., Desai, Z. R., Wilson, R., Kennedy, G., Bridges, J. M. e Shanks, R. G. (1982) A farmacocinética da vincristina no homem: redução da depuração do fármaco associada a fosfatase alcalina sérica elevada e eliminação limitada pela dose. Cancer Chemother. Pharmacol. 8, 215-219.

126. Owellen, R. J. e Hartke, C. A. (1975) A farmacocinética da vinblastina com 4-acetil trítio em dois pacientes. Cancer Res. 35, 975-980.

127. Owellen, R. J., Hartke, C. A. e Hains, F. O. (1977) Pharmacokinetics and metabolism of vinblastine in humans. Cancer Res. 37, 2597-2602.

128. Casey, E. B., Jellife, A. M., Le Quesne, P. M. e Millett, Y. L. (1973). Neuropatia por vincristina. Observações clínicas e electrofisiológicas. Cérebro 96, 69-86. Agentes que visam os microtúbulos na terapia do cancro 229

129. Bradley, W. G., Lassman, L. P., Pearce, G. W. e Walton, J. N. (1970) The neuromyopathy of vincristine in man. Estudos clínicos, electrofisiológicos e patológicos. J. Neurol. Sci. 10, 107-131.

130. Weiss, H. D., Walker, M. D. e Wiernik, P. H. (1974) Neurotoxicity of

commonly used antineoplastic agents (first of two parts). N. Engl. J. Med. 291, 75-81.

131. Slyter, H., Liwnicz, B., Herrick, M. K. e Mason, R. (1980). Mieloencefalopatia fatal causada por vincristina intratecal. Neurology 30, 867-871.

132. Steurer, G., Kuzmits, R., Pavelka, M., Sinzinger, H., Fritz, E. e Ludwig, H. (1989). A trombocitopenia de início precoce durante a quimioterapia combinada no cancro do testículo é induzida pela vinblastina. Cancro 63, 51-58.

133. Gottlieb, R. J. e Cuttner, J. (1971). Atonia da bexiga induzida por vincristina. Cancro 28, 674-675.

134. Hansen, S. W. (1990) Autonomic neuropathy after treatment with cisplatin vinblastine, and bleomycin for germ cell cancer (Neuropatia autonómica após tratamento com cisplatina, vinblastina e bleomicina para cancro de células germinativas). BMJ 300, 511-512.

135. Bostrom, B. (1988) Ileus grave devido a infusão de cisplatina e vinblastina em neuroblastoma.J. Clin. Oncol. 6, 1356.

136. Os Alcalóides Volume 7 (1977) - Uma Revisão da Literatura Química - Relatórios Periódicos Especializados - IsBN 0851863175 - IsSN 0305-9707 03059707

137. Kutney,J. P. (1976). Biossíntese de alcalóides Alcalóides de morfina.Heterocycles.4: 429.

138. Herbert,R. B. em 'The Alkaloids', ed. J. E. Saxton (Specialist Periodical Reports), The Chemical Society, Londres. 1971, Vol. 1.

139. Gre'gory, G., Anthony ,G., Olivia ,G., Pierre, P., Franc,ois H., Audrey, O., Arnaud, L., Benoit ,S., Vincent, B. e Vincent, C .(2011).A organização subcelular da biossíntese da estrictosidina na epiderme de Catharanthus roseus evidencia várias translocações trans- tonoplásticas de metabolitos intermédios. FEBS Journal) 1-15.

140. Lobert, S., Vulevic,B .e João Correia, J. Interação dos alcalóides da Vinca com a Tubulina: A Comparison of Vinblastine, Vincristine, and Vinorelbine Biochemistry 1996, 35, 6806-6814.

ÍNDICE DE CONTEÚDOS

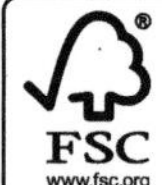

MIX
Papier aus verantwortungsvollen Quellen
Paper from responsible sources
FSC® C105338

Printed by Books on Demand GmbH, Norderstedt / Germany